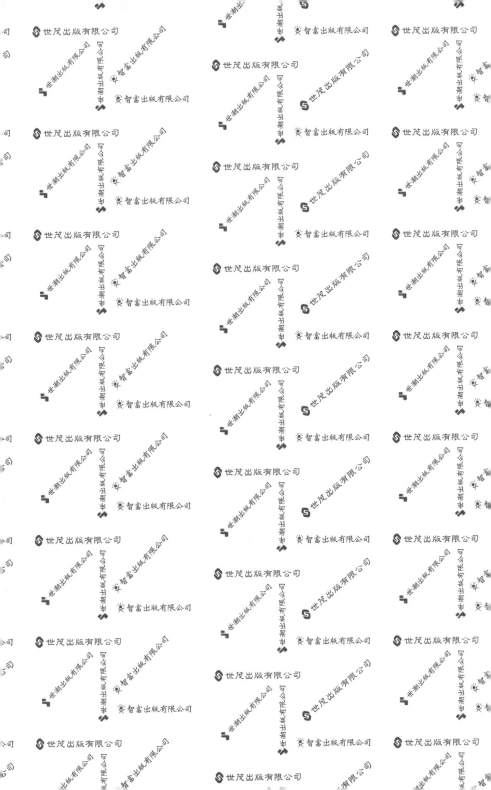

M.E. THOMAS

CONFESSIONS OF A SOCIOPATH

A LIFE SPENT HIDING IN PLAIN SIGHT

反社會人格者的告白

善於操控人心、剝削弱點的天才

M.E. 湯瑪士——著　筆鹿工作室——譯

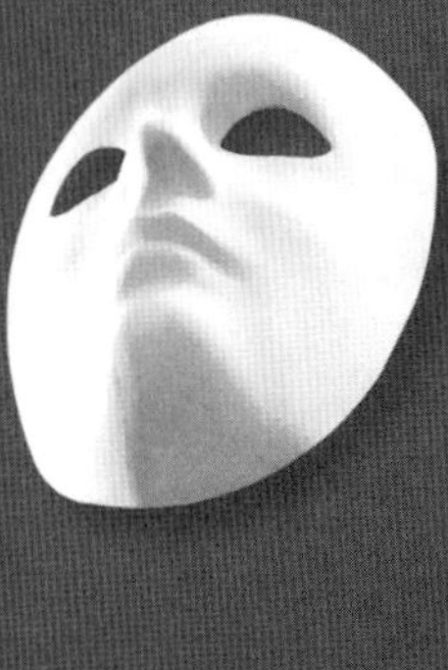

前言

本書是我的自傳剖白。在本書中，我盡力呈現最完整的真實故事，由於我缺乏對他人內心世界的認知，只透過自我中心的視角來看世界，因此記憶疏失在所難免。

本書採匿名，內文所提人物、事件、職業等皆為假名，為保護當事人隱私，事件經過重新編寫，因此與真實狀況有所出入。然而本書所述皆為真人真事，我已做最大努力不去扭曲事實。

心理評估節錄

M·E湯瑪士，三十歲美籍白種女性，提出人格評估需求，以心理病態症狀的具有與缺損為主。經過多重自我報告清單的評估，包括正常範圍以及病態人格特質，M·E湯瑪士所得分數在百分之九十九的正常標準值以上，各類表現可考慮為典型心理病態人格。此外，PCL:SV（註1）檢核表結果亦大幅程度與此描述符合，特別是M·E湯瑪士的感情與人際項目，明顯缺乏同理心，社會人際關係的態度莽撞無禮、善於計算，但相對來說，較能抵抗負面情緒。

在M·E湯瑪士的臨床表現中，分數最高是在反社會與心理病態特質（主要為自我中心主義與刺激尋求兩大特質）、支配地位、言語攻擊、過度自尊，相對於負面情緒經驗（如：恐懼症、創傷壓力源、憂鬱症狀等）、人際養成、生活壓力事件等，則分數較低。再者，綜觀其評估結果全貌，M·E湯瑪士呈現人格特徵與人際型態的檔案，與現今病態人格概念，具有高度一致性。

M·E湯瑪士自知，自己的人格結構與他人「不同」，但自覺沒有心理疾病感，因此並不自視為「疾患」。她對自己的生活型態與軌道感到滿意，但相反地，對於會引起他人某些程度不確定和痛苦的爭議與關注，則表現厭倦。

總歸來說，M·E湯瑪士的經歷得到客觀與主觀的負面結果，與高度心理病態有關，其中很多主要都與各種生活領域（如：學術、職場等）相關。因此可以將她描述為「適應社會的」或「成功的」心理病態人格，至少她屬於此種人格模式中「非適應不良」的變異。

——約翰·伊登斯博士（John F. Edens, PhD）

美國德州農工大學　心理系教授

註1：PCL:SV：《病態人格檢核表篩檢版》，見67頁。

目錄

第 1 章

我是反社會人格者，你也是

假使我的人生像一齣電視劇，開場會是這樣子：美國南方一個和煦的夏日，陽光灑落在游泳池中，波光粼粼。拉門發出沙沙聲打開，走出一個年輕女子。她穿著夾腳拖和黑色Speedo泳裝。她的深色頭髮落在肌肉線條分明的肩膀，膚色是在公立社區泳池擔任救生員日曬而變黑。她不漂亮也不醜，中等身材，沒有特別引人注目的地方，看起來就像一個運動員。動作有些粗魯和男性化，好像情緒與身體有些脫離。她看起來似乎對身體好不好看沒有感覺，就像運動員一樣，她已經習慣經常處在半裸體狀態。

今天她要上私人教練課，她把毛巾往椅子上一拋，踢掉拖鞋。這些動作看起來好像率性地想把世界上的一切束縛擺脫掉。她注意到泳池中的漣漪，是有東西在動。

東西好小，她靠近才看清楚，是一隻小負鼠，大約一週大吧！粉紅小爪子正在狂亂地拍動著，粉紅小鼻子掙扎著想要浮出水面。想必是昨晚不小心掉進池子裡的，小東西太弱小，沒辦法游到泳池邊緣爬出去。牠精疲力竭，肌肉無力，閃爍的小眼睛透著疲倦，正在垂死邊緣掙扎。

年輕女子很快穿上拖鞋，在泳池邊的木頭地板上找到撈取泳池雜物的網子，舉向小負鼠。網子下降，攝影機打開，看見網子浸入池水中，壓著小負鼠肚子下方和後腿，不費吹灰之力就把整隻小負鼠淹沒在水中。警覺到新的危險，小負鼠疲倦的身體掙扎得更用力，不斷吱吱尖叫著，終於脫離網子，但是還來不及爭取到一口呼吸，網子舉起又落下，不過施力不當，幾次下來，小負鼠總是成功掙脫成功。

年輕女子輕聲嘆氣，舉起網子，小負鼠才感到一線生機，又重新繼續拍動爪子才能在水裡求生。女子把網子放在泳池邊，撿起毛巾，走回屋裡，打電話給游泳課學生，告知課程臨時取消，泳池出了點問題。她去拿車鑰匙，推開前門，走下樓梯，要去開跑車，那是她十六歲生日的禮物，一直開到現在。V8引擎發出悶響，迅速發動。她打檔後退，驚險閃過車道上另一台車，又加速打檔前進，意外獲得一個自由的夏日午後，她不想浪費。

黃昏時分，她回到家，看見池底有一團黑影。她拿起網子，一把撈起，直接越過圍牆把負鼠屍體丟進鄰居院子，乾乾淨淨。然後她在泳池裡丟入一片清潔氯錠，便走回屋裡。鏡頭畫面停留在安靜的泳池，再沒有掙扎的餘波。畫面漸淡消失。

我是一個社會病態者（sociopath），俗稱反社會人格。無論是由於基因異常還是環境因素，我的病是現代心理學家所謂的反社會型人格障礙（Antisocial Personality Disorder），在《精神疾病診斷與統計手冊》（The Diagnostic and Statistical Manual of Mental Disorders

簡稱 DSM）中屬於「對他人權益不尊重及侵犯的廣泛模式」，診斷要點是缺乏良心自責，習於欺騙，不符合社會一般規範。對於我的反社會，我喜歡定義為反應我個性的一組特徵，但別因此而定義我。我通常不受不合理情緒的糾纏；我是有策略性的，精明的，聰明的，有自信的，有魅力的，但對於他人的困惑和情緒的社交訊息（social cues），我卻無法適當反應。心理病態（psychopathy）與社會病態（sociopathy）在臨床上始終糾結不休，現在兩者已廣泛交叉使用，在學理上兩者的區分是基於遺傳學、侵略性等因子。我選擇自稱為社會病態，因為psycho 這個字在大眾文化中有瘋子的負面涵義。或許我有病，但我可沒瘋。

從遺傳的角度來說，我這些特質或許可透過我父親追溯到我祖父身上。據說我的祖父個性很冷漠。從他滿臉的傷疤可以看出來，他個性衝動愛冒險、喜歡動粗。他其實應該是個了不起的田野科學家，卻老愛想像自己是個牛仔。他把所有繼承的財產都砸在一個農場上，後來卻把它搞垮了，為了繳稅最後失去了這個農場。他因為搞大祖母的肚子，被迫進入一段他不想要的婚姻，我父親出生才沒幾個月，他又突然為這段婚姻劃下句點，放棄孩子的撫養權，消失無蹤，從此再沒有回來看我父親。我對曾祖父毫無所知，不過我猜有其父必有其子。

我的成長背景強化了我這些遺傳傾向，不過可能跟你從電視電影裡描繪的反社會人格者不一樣。我不是虐童案的受害者，也不是殺人凶手，更沒有犯過罪。我從來沒坐過牢，甚至畢業於常春藤名校。在現實生活中，我是個傑出的律師和法學教授，是人們眼中典型年輕有名望的學者，經常在法學期刊上發表文章，並提出各種先進的法學理論。我固定捐出所得百分之十給慈善機構，每週還義務到主日學校授課。我有一群很好的親朋好友，我很愛他們，他們也很愛我。

聽起來，我是不是跟你很像？或許你也和我一樣是社會病態者喔！根據最新估計，我們這種人佔總人口約百分之一到四（也就是每二十五個人當中有一個），比厭食症或自閉症的人口比例還要高。可是你堅稱自己不是連續殺人魔，也從來沒坐過牢？其實，大多數反社會人格者也都沒有。但不是罪犯，不代表你就沒有反社會傾向，這點可能會讓某些人大吃一驚。據統計，男女受刑人中只有百分之二十具有反社會傾向，儘管真正的重罪有大約一半都是反社會人格者所犯。然而大部分反社會人格者都沒有淪為階下囚，真相是，大多數的反社會人格者都默默地在這個社會裡自由自在地生活著，擁有穩定的工作，結婚生子，以個人不同的適應程度融入社會，事業成功，然而這個社會卻對反社會人格者視為洪水猛獸。那麼，反社會人格者到底是什麼模樣？老實說，反社會人格者為數眾多，個個都不一樣，最起碼有一個就像我這樣。或許還有一個像你一樣？

你是不是有很多朋友、很多情人，或很多崇拜者呢？如果是，並不代表你就失去成為反社會人格者的資格，事實上恰好相反。儘管反社會人格者的聲名狼籍，但多半富有特殊魅力，卻可能很膚淺。然而，在這個你爭我奪、充滿陰鬱與平庸事物的世界，人們反而容易受到反社會人格者突出的獨特性所吸引。

如果你認識我，你應該會喜歡我，這一點我相當有把握，因為我見過的人都已具備統計學的明確性，大家都折服於我的魅力。我擁有的笑容，是那種你經常可以在電視節目上看到，卻很少在現實生活裡看到的笑容；一口牙齒潔白晶瑩，讓人看了倍感親切。而且，我應該會是你想帶到前夫或前妻婚禮上去炫耀的那種約會對象。因為我幽默風趣、不老套，最適合帶去公司聚會亮相，你老闆的老婆絕對沒見過像我這種萬人迷。而且，我頭腦聰明，事業成功，要是帶我回家見你父母，他們一定會感謝祖宗。

你是不是常常自我感覺良好？我是，對嗎？的確，反社會人格者往往極度自戀，自戀到自以為是巴洛克時期著名畫家魯本斯（Rubens）筆下的人物，自以為是俊男美女，實際上卻肥胖臃腫。我渾身散發著過度的自信，程度遠遠超出了我的容貌和社會地位。雖然我身材不是特別高，但肩膀又寬又壯，下巴則稜角分明。朋友們經常說我個性強悍、臭屁得要死，無論是穿正式服裝或牛仔靴，我都覺得好自在。

我的自信，最明顯的就是我能長時間和別人維持眼神接觸。有人稱之為「掠食者的瞪視」（predatory stare），幾乎所有的反社會人格者都如此。持續性的眼神接觸，可能會讓人覺得是有敵意的表現，因此前往動物園參觀的遊客經常被告誡，千萬別瞪著大猩猩看，以免被解讀為攻擊性的訊號。人類世界似乎也一樣，否則對眼比賽就不會有這麼高的挑戰性。但反社會人格者不同。面對持續的眼神接觸，我們不會膽怯，也不會禮貌性地把眼光移開，所以看來就像是有自信、有野心、勾引或掠奪的表現。的確，瞪視可能會讓人感到渾身不自在，但卻令人興奮，感覺就像意亂情迷的煩躁不安。

你是否曾利用自己這樣的魅力和自信，去驅使別人去做他們原本不想做的事？或許有人認為這是一種操控，但我喜歡單純一點，這不過是善用老天爺給我們的天賦，更何況，「操控」這個字眼實在是太齷齪了。唯有一個人不願意對自己的選擇負起責任，才會說是別人在操控他們。要是他們最後並不對自己的決定感到後悔，是否意味著，其實他們沒有被人操控呢？

許多人認為，擅於操控別人，正是反社會人格者邪惡的關鍵，但我不認為如此。這不過是一種利益交換。當某某人想要得到某樣東西，例如想要覺得自己是被渴望或被需要的，或想要被別人看做是好人，操控正是一個可以快速滿足雙方需求的捷徑，雖然操控很污穢。你不妨把它稱為誘惑。我有個同樣有反社會傾向的朋友，曾提過一個親身經歷。某甲想要以美金五千元賣掉自己的車子，某乙則恰好想要買一部同樣款式的車，而且願意以一萬美元買下。我朋友剛好認識這兩個人，但這兩個人互不相識。於是朋友用五千元向某甲買下那部車，再以一萬元轉賣給某乙，一轉手就賺了五千塊。這樣的作法叫做套利（arbitrage），每天都在華爾街和許多地方上演。只要甲乙兩人互不接觸，不知道他們所不需要知道的事，那麼結局就皆大歡喜，每個人都得到自己想要的東西。我也一樣，會利用人們的無知來造福每個人，我自己更是受益良好。

我甚至認為，跟反社會人格者打交道，對很多人而言其實是好事而不是壞事。反社會人格者，是協助這個世界不停運轉的潤滑劑。我們可以滿足許多人的幻想，或起碼製造出這樣的假象。有時候，只有反社會人格者會去觀照你最深層的渴望與需求，而且讓你察覺不到任何企圖。我們會仔細觀察我們鎖定的對象，設法把自己偽裝成他們想要的樣子，變成好員工、好主管或者好情人。但這樣做不見得出於惡意。事實上，我們的下手目標還可能在交易過程中感到愉悅，而且最後通常不會受到傷害。當然，每件事物都有價碼，要是無法從你身上得到什麼好處，例如金錢、權力，甚至是享受你對我的崇拜或渴望，我們根本就不會費神，但這不代表你不會從中得到利益。也許有人覺得這樣做代價太高，但事情的真相是，你之所以會跟魔鬼做交易，也許正是因為沒有其他人可以開給你更優惠的條件。

那麼道德呢？也許你要問，你對道德的態度會不會太模稜兩可，你會不會用「適者生存」這樣的說詞，來合理化自己或他人的行為？一般人在談到反社會人格者時，都會指出這些人不會對自己做過的事情感到後悔或愧疚，彷彿這樣很糟糕，覺得後悔與愧疚像是一個「好人」的必要條件似的。所謂一般的社會價值，甚至客觀的道德價值，或許根本並不存在。道德的樣貌與參數究竟為何，神學家和哲學家已經爭論了好幾千年，卻依然得不到一致的結論。在我看來，要把一個有彈性又多變的社會或道德議題視為信仰，而歷年來，這些都與許多恐怖行動相關，例如為榮譽而殺戮，為正義而戰，或是斬首，未免令人無法信服。儘管我跟很多人一樣也信教，在信仰中，尋求道德指引，但我這麼做只是為了方便——奉行宗教誡律，可以讓我安全地躲在人群裡，不會因為違法犯紀而被關進牢裡。但老實說，道德的核心精神到底是什麼，我其實一直不知道。

在我看來，道德只是個工具。如果一條道德誡律符合我的需求，我會遵守，否則我根本不需要在道德中尋求行為的正當性。還記得，我曾經幫助兩位在納粹大屠殺中倖存下來的老人家，填寫向德國政府申請賠償的表格。他們是一對夫婦，女的大約七、八十歲，滿頭金髮，模樣可愛，而且看起來很重視穿著打扮；她丈夫年紀就更大了，一頭白髮，身上則帶著那種我們經常在洛杉磯那些已經年邁的好萊塢影視明星身上看到的尊貴氣質。這老先生提交的文件，基本上算是齊全。聊到一半，他甚至還義憤填膺地捲起袖子，要我看看德軍刺在他身上的數字，吻合文件上所記載的數字。然而，婦人提供的文件就有點模糊不清，她先前曾提過賠償申請，但文件上的日期跟她所陳述的故事似乎有出入。根據文件的記載，她進出集中營好幾次，但德國人向來以講求效率著稱，照理說應該不會做出這麼沒有效率的事情才對。我實在不曉得表格該怎麼填，只好站起來向主辦人求助。這下子老婦人慌了，她抓住我的手臂，要我坐下，然後滔滔不絕講了好長一段話，由於她已經年邁，而且英語講得不是很好，她講什麼我其實完全沒聽清楚。最後，她指著其中一份表格說：「這個人不是我。」

一場求生與詐欺的故事眼睜睜展現在我面前。雖然她沒有親口說出來，但憑我天生的資質也能推斷出來。她一副金髮碧眼，沒人會懷疑她是猶太人，因此要在二次大戰期間以女裁縫的身分「蒙混過關」，並在戰爭結束後將某個剛死去的年輕女子的身分文件竊取過來並佔為己有，證明自己在集中營裡待過，應該不是什麼難事。總之，事情大概就是這樣，但我提醒自己不要問太多。雖然，我好奇她老公是不是其實也不曉得她的真實身分，又或者這些全都是她或者我幻想出來的。

無論如何，對於我幫助她填寫賠償申請表格這件事，我沒有任何道德疑慮。畢竟，我的職責只是要幫她訴說她的故事，而不是要質疑這個故事。事實上，我很樂意這麼做，我甚至很崇拜她。我曾經在旅行途中造訪過數個大屠殺遺址，也多次造訪過安妮．法蘭克（Anne Frank），她的日記中提到的「密室」（Achterhuis）——次數更是超過我想像。但每一次造訪，我都驚訝地發現，大部分相關人士對整件事都表現得極端冷漠，包括死者生前的鄰居，鎮上的其他人，集中營的警衛，還是同時期被關進去的牢友。

看著這位老婦人，我覺得好像看到我自己。我們臭味相投。她明白不計一切代價只為求生存是什麼滋味。為了擺脫被壓迫的生活，她精心策劃了一場騙局，竊取了別人的身分。我多麼希望自己的人生也能活得如此精彩。

說來算她走運，當時被指定幫她填表格的人是我而不是其他義工。若換成是道德感比較強烈的人，也許會問她更多問題，掌握到更多證據足以揭發她的底細。相對的，心地善良的人可能會想，她在戰爭期間也許吃了很多苦，雖然她受苦的原因可能跟這筆賠償金的目的不相同。她可能一直活在害怕被揭穿的恐懼中。誰曉得她為了維持自由身，要去賄賂什麼人、結交什麼人或色誘什麼人？但有些義工可能不會想幫助一個為了自身利益而違法的人，他們可能會想：對那些鑽制度漏洞、以投機取巧的手段詐領政府賠償金或社會福利金的人，我們不是應該加以唾棄嗎？甚至，有些人可能會譴責她利用自己的亞利安人種的金髮碧眼外貌來逃避屠殺，棄自己的親人於不顧。算她走運，這對我來說並不構成任何道德問題，因此時間一到我就放他們走了，還提醒要他們去好好吃一頓。

你做事是不是也很隨性，有時候甚至隨性到令親朋好友大吃一驚？如果是，也許你有反社會傾向；做事隨性，是反社會人格者的顯著特徵。像我就很容易感到不耐，要長時間專注在某件事情上對我來說非常困難，因此一個工作很難做超過幾年。反社會人格者多半喜歡追求刺激，很容易感到無聊，所以經常會做出一些很隨性的決定。這種衝動性格比較陰暗的一面是，我們可能會對某個衝動變得過度偏執，造成忽略，無法傾聽理性的聲音。大多數人在衝動時會變得熱血沸騰，彷彿被沖昏了頭，但我不同，我會變得冷血，變得鐵石心腸。

我從來沒殺過人，雖然我確實曾經想過這麼做，而且我確信大部分人也都有過這樣的念頭。我想殺的人，通常不是和我很親近的人，多半是那種萍水相逢、讓我看了不順眼的人。有一次我到華盛頓首府去參加一場法學研討會，在搭地鐵時碰到了一名工作人員故意找我麻煩，因為我錯搭關閉的手扶梯而羞辱我。他用口音很重的英語問我：「你沒看到那道黃色的門標嗎？」

我：什麼黃色的門？

他：就那道門標啊！我才剛放上去，麻煩你繞道！

沉默，我的臉變得慘白。

他：你這樣叫做違法入侵！你難道不曉得擅闖入侵是不對的嗎？手扶梯已經關閉，所以你這樣做是犯法的！

我瞪著他，一句話也沒有說。

他：（看到我沒有任何反應，有點不知所措）算了，這次先放過你，以後不要再擅闖囉！好嗎？

但我覺得不好。人們經常說，犯下恐怖暴行的時候，他們會那麼做是因為「抓狂」。這種感覺我再清楚不過了。我在原地呆站片刻，等待內心的怒火蔓延到腦內負責決策的部位，忽然，我變得極端冷靜又堅定。我眨眨眼睛，下巴一抬，接著邁出腳步，開始跟蹤那個男人。腎上腺素開始在我體內大量分泌，我可以感覺到自己嘴巴有一股血腥味。我努力要讓自己的邊緣視野聚焦，對周遭的一切人事物變得很警覺，想要預測人群的行為和動向。我初來乍到這個城市，第一次搭地鐵，馬上就是交通尖峰時刻了。我暗自期盼，那傢伙最好走進某個偏僻無人的走道裡，或穿過某扇沒有上鎖的門、走入密道，這樣我就可以趁他落單時攔截他了。有件事我覺得非做不可，我很確定，腦海裡甚至還浮現出這樣一個畫面：我用雙手掐住他的脖子，拇指用力陷入他的喉嚨，在我的緊箍下他逐漸失去生命。對，我就應該這麼做才對。

現在想想，我當初實在是不自量力。那男人的體重看上去大概有七、八十公斤，而我還不滿六十公斤，相差了一大截。儘管我因為長年玩樂器練就出了一雙強壯有力的手，但我仍不禁懷疑自己的手勁是不是大到足以斷送他的性命。殺人，真有那麼容易嗎？我連主動殺死一隻小負鼠的勇氣都沒有，更別說殺人了。雖然，我當時的確是陷入某種誇大的妄想中，但終究無關緊要。因為，我最後跟丟了人，他的身影消失在人群中，那股驅使我想要殺人的盛怒也跟著煙消雲散。

從那時起我就經常在想，要是當初沒跟丟他，不曉得會發生什麼事？我相信我應該不會真的殺了他，但肯定會攻擊他。那麼他會跟我打鬥嗎？我會不會受傷呢？會引來警方的介入嗎？如果會，那麼我大概會說些什麼話或做些什麼事來讓自己脫身呢？諸如此類的疑問，經常在我腦海中浮現。我想，總有一天我會做出什麼很恐怖的事情來，到時候我會如何反應？我有辦法偽裝出夠懊悔的樣子嗎？還是我的真面目終究會被拆穿，讓人發現我其實是個騙子？

根據我自己的觀察，我發現，反社會人格者對於刺激的需求，會以很個人化的方式表現。我並不意外有些人會透過犯罪或暴力行為來滿足這個需求，特別是當生活中經常可以碰到這樣的機會時。我認為同樣合理的是，有些人會選擇透過比較正當的管道，譬如當消防員、從事情報工作、在大企業裡與人勾心鬥角、爭權奪利，滿足對刺激的需求。我想這可能跟成長背景有關。反社會人格者如果從小家境貧窮，父母從事販毒，長大後很可能成為有反社會傾向的毒販。但如果家境中上，長大後則比較有可能成為有反社會傾向的外科醫生或企業主管。

你是不是那種人，可以在大企業、金融界或法界等競爭激烈的領域裡快速升遷？如果魅力、自大、狡猾、冷血和過度理性是反社會人格者的特質，那麼許多反社會人格者最後會在企業界功成名就，或許就不令人感到意外了。誠如 CNN 某位記者所言：「若換個角度來檢視精神病，我們會發現，精神病的許多症狀和辦公室裡的爾虞我詐，其實和創業能力沒有什麼不同。」當代病態人格研究之父羅伯・海爾（Robert Hare）博士認為，反社會人格者最後成為企業高階主管的機率，是淪為工友的四倍多，因為，許多位高權重的工作，需要的人格特質，恰好跟反社會人格特質吻合。

日光與史谷脫紙業（Sunbeam and Scott Paper）前總裁艾爾・鄧樂普（Al Dunlap），在因為會計弊案而遭證管會調查以前，就擅長扭轉經營頹勢，讓企業起死回生，及勇於裁員而聞名於業界。在強・朗森（Jon Ronson）所著的《精神變態測試》（The Psychpath Test）一書裡，鄧樂普坦承自己具備心理病態者的許多特質，只不過他重新定義了這些特質，認為這些是成為企業領導人的必要條件。例如他認為「操控」一詞就可以重新詮釋為有能力激勵和領導他人。想要在險惡的企業界求生存，過度自信是必要的——「要想功成名就，你一定得喜歡自己才行。」由於反社會人格者欠缺同理心，因此將其他人不肯做的一些骯髒事兒，如革職或裁員，交給他們做是再恰當不過了。事實上，鄧樂普就是因為在進行人事決策時極端冷酷無情，所以才會贏得「電鋸艾爾」（Chainsaw Al）這樣的外號。

容易分心？其實是對環境的警覺心。經常渴望刺激，愛耍手段？但這些特質會讓人勇於冒險，而在企業界，高風險就等於高報酬。當一個人同時具備喜歡操控、不誠實、冷酷無情、自大狂妄、難以控制衝動，以及社會病態的其他特質，這個人最後可能會成為一個危害社會的危險份子，卻也可能成為下一個雄才大略的創業家。海爾博士認為，一個人會不會成為「功成名就的反社會人格者」，最重要的辨識線索就是「掠奪精神」（predatory spirit），這似乎正是許多企業的最愛。看來，反社會人格者要不是輸得很慘，要不就是就是潛力股，終將成就豐功偉業。

讀者們，若你在我的文字描述裡看見自己的影子，我不會意外。從統計學的角度來看，有些讀者有反社會傾向，卻一直沒發現，機率其實很高。如果你是這樣的人，我歡迎你。

但反社會人格者的身份，限制不了我。我很多地方都很普通。如今，我在一個中型的城市裡（這樣的城市在美國有無數個）安靜地過著中產階級的生活，週末會去買東西、辦事。我超時工作，有失眠的毛病。

我不衝動的時候，我幾乎做每件事都帶有目的性。例如外表就是最容易操控的東西之一。我的指甲幾乎隨時都修剪得整整齊齊，眉毛也畫得完美無瑕，至於頭髮，如今我最多只留到肩膀。我的頭髮柔軟平順，追隨流行又不過度。額前令人愉悅的平凡瀏海，高度在我的眼睫毛附近，可以稍稍掩蓋我銳利的眼神。我的眼睛晶瑩剔透，參雜鋸齒狀的琥珀色斑點，彷彿才一睜開，就目睹這個世界的破壞——總之，是一對具有穿透力和無情的眼睛。

我想我應該談談我的智商，我相信這是世界上最難探討的主題之一。許多人或許不得不承認自己的外表比別人差，但是對於智力——我們的個性雖有隱藏多變、自欺的空間，卻很少有人願意承認自己很笨。甚至許多高中沒畢業的輟學生也一廂情願地認為，要是自己走上電腦程式設計這條路，而沒有對安非他命上癮，一定會成為另一個史蒂夫．賈伯斯（Steven Paul Jobs）。

我想，我對自己智力的看法，應該相當符合真實情況。親愛的讀者，我可能比你還要聰明，雖然我知道這不見得正確。當然，我承認智力有很多種（而不只是純粹的智商，當然，我在這方面的能力也絕對強得沒話說），但不是每種智力我都同樣看重。我認為，真正的智力和有價值的智力，是天生就能夠敏銳地覺察到周遭的環境，而且有強烈的學習能力和學習欲望。這樣的智力，在總人口中其實相當罕見。我在很年輕時就已經意識到，我比絕大多數人都還要聰明，這讓我感到痛苦而孤立。

要診斷反社會人格，不能只看一個人的外在行為，而更應該聚焦於內在動機。拿我溺死負鼠那件事情來說，那件行為本身算不上反社會。殺死一隻可愛的小動物或許殘忍，也或許是種虐待，但不代表當事人一定具有反社會人格。以我為例，我那樣做只是圖個方便，而不是情緒失控的產物。

眼睜睜看著一隻剛出生沒多久的小負鼠漸漸死去，我不會受到良心上的譴責。我甚至不認為有辯護的必要。整起事件，並沒有勾起我任何悲傷或快樂。我並沒有從負鼠的受苦中得到快感，只是沒有多想罷了。就算有，我想到的頂多只是盡可能用最簡單的方式來解決我的問題。我關心的只有我自己。就算我救了那隻負鼠，牠也不太可能對我造成傷害，但救牠一命卻也不會帶給我任何好處。而且，當事情演變到某種地步，我發現我沒必要親自動手。那個游泳池，或許早已經在負鼠絕命掙扎的過程中，被牠所排放出的排泄物給污染了，與其大費周章，還不如取消原本的預定計畫，讓死亡自動降臨。

我認為，反社會人格者不同於一般人，最重要的地方其實不在於行為，而在於我們的衝動、動機，和我們合理化的故事。反社會人格者告訴自己的故事，沒有罪惡感，也沒有道德責任，只有自利與自保。在決定許多事情時，我根據的不是道德判斷，而是成本效益。的確，反社會人格者醉心於權力，喜歡玩遊戲，也喜歡贏，而且傾向逃離乏味，喜歡追求快感。在我的生命故事裡，有許多情節就是繞著自己有多聰明或某個遊戲玩得好不好之類的主題打轉。

同樣的道理，我常愛想像自己「毀了某個人」或成功誘惑了某個人，讓他們沒有我不行。至於我用來開脫自己行為所編出的藉口，則往往帶有自戀色彩。譬如我會花很多時間在腦海裡編織現實，好讓自己看起來比現實生活還要更聰明或更有權勢（反社會人格者常常沒有憂鬱情緒，當然，這跟他們擅於告訴自己有多迷人、多狡猾或多聰明似乎不無關聯）。只有一種情形會讓我感到羞恥或難為情，那就是別人贏過我。要是別人對我抱持著負面的想法，我並不會感到難堪，只要我想得出某種計謀可以愚弄或打敗他們就好。

正常人會有的某些情緒，我們就是感受不到。譬如對一般人而言，罪惡感是一條便利的捷徑，可以讓人知道自己是否觸犯了某些社會或道德上的界線。可是，一個人的行為是否符合社會規範，罪惡感不是絕對必要的。而且，罪惡感並不是阻止殺人放火或偷搶拐騙的唯一手段；相反的，就阻止這些行為而言，罪惡感往往成效不彰。因此，反社會人格者不會有罪惡感，並不代表他們就一定會成為罪犯。事實上，正因為罪惡感不是我們這種人做決策時的重要依據，反而比較不容易產生情緒上的偏見，更能進行獨立思考。舉例來說，我在幫那位老婦人的時候，我並不覺得自己有必要干預，她是不是真的曾經被關到集中營裡，我不做道德判斷；相反的，我認為正因為自己可以在情感上保持距離，所以更能夠就她的獨特處境提供我所能給予的協助。近來的研究顯示，情緒和本能反應在道德判斷上扮演了很關鍵的角色，而有了情緒，我們就一定會想辦法合理化。人腦是一個信念工廠，任務是為我們在道德上所感受到的情緒，提供合理的依據。根據理性來做出決定，雖然不保證一定不會失敗，但罪惡感與良心的譴責也同樣不是百分百有效。不管是反社會人格者還是能同理他人的正常人，兩者犯下惡行的機率是相等的。

更何況，在我看來，要一個人假裝自己感到懊悔，說來也很奇怪。難怪反社會人格者會以擅於撒謊著稱於世。畢竟，要是表達出自己真正的情緒（或沒有情緒）和真正的想法，會害一個人多坐幾年牢、被貼上反社會的標籤，或遭受其他負面後果，只因為世界觀跟多數人不同，那麼，除了偽裝自己真正的情緒或想法而說謊，他們還有什麼選擇？

生活在一個大多數人都知道要用同理心生活的世界裡，讓我常常清楚意識到自己跟別人有多麼不同。約翰．史坦貝克（John Steinbeck）的小說《伊甸之東》（East of Eden），裡頭就有個有反社會傾向的角色凱西（Cathy）。

> 即使在她年紀很小的時候，她身上就已經具備了某種特質，會讓人忍不住想看看她，然後轉移視線，再回過頭去看看她，彷彿看到了什麼異類一樣，露出疑惑的神情。她眼裡似乎存在了什麼東西，但當你再次注意去找，卻又找不到。她動作很輕，話

也很少，但只要走進房間裡，就會讓每個人都忍不住轉頭看她。

跟凱西一樣，我身上也好像一直都存在著某種奇怪的東西。就像一位有反社會傾向的朋友所說：「一個人不管再笨再蠢，一定都曉得我這個人不太正常，雖然沒有一個人知道我到底哪裡不正常。」

有時候，我覺得自己就好像電影《天外魔花》（Invasion of the Body Snatchers）（註2）的劇中人一樣；只要一個不小心，很容易被發現我跟別人的不同，就會惹禍上身。於是我只好努力模仿正常人和別人互動的樣子，但不是為了欺騙，而是為了躲在人群中不被發現。因為我怕，要是別人發現我罹患了這個聲名狼籍的病症，不知道會對我造成什麼難以想像的負面影響，我可不希望因為這個原因就被開除職務，被送進精神病院，或無法探視自己的孩子，被剝奪對孩子的親權，只因為別人不了解我。我會躲起來，是因為這個社會讓我們沒有別的選擇。

你是不是也開始憎惡我了？

我不見得是虐待狂，雖然我偶爾會故意傷害別人，但大家不是都這樣嗎？在我看來，殺傷力最大的，往往是所謂正常人情緒失控時所做出來的行為，例如不讓別人擁有前妻的憤怒前夫、為了某個偉大的目標而不惜犧牲自己或他人生命的鬥士、愛女兒愛過頭的父親。但我爆炸性的熱情，並不會造成這種危險。

儘管如此，面對那些跟我關係最親密的人，我在這方面會盡量收斂。雖然我無時無刻仔細計算他們對我的價值，但我會刻意掩飾，以免他們發現而覺得受傷。畢竟，要是他們覺得受傷，我就要付出代價，譬如他們可能會從此拒絕再給予我某些特權或好處，於是我便訓練自己要學會「體貼」他們的情緒（不管是朋友還是家人，一旦他們開始和你疏離，就不會那麼容易原諒你所幹出來的某些差勁行為了），不透露半點口風，或任由他們耽溺在種種不切實際的幻想裡（包括他們對自己和對整個世界的想像）。當然，面對敵人時我絕對毫不留情，但這不是人之常情嗎？

若干年前，我曾經因為我的反社會人格受到一連串重挫。經歷那段失落與內省的時光，我才恍然大悟，我面臨的許多問題，其實都根源於「反社會人格者」這個標籤所造成的思考模式。在那之前數年，曾經有個朋友在閒聊時談到我可能有反社會傾向，但我當時並沒有多想。但這次不一樣，我決定認真看待。我開始從網路上和科普雜誌裡去尋找答案和閱讀相關資訊。然而我詫異地發現，所有資訊立場都帶著某種偏見。儘管網路上有一些內容有趣、由曾經遭詐騙者所撰寫的部落格，但我看不到任何反社會人格者書寫他們自己的觀點。所以我看到了一個機會：我可以針對這個我當時極感興趣的主題提供不同的觀點。我心想，要是世界上有我這樣的人存在，一定還有其他類似的人存在；反社會人格者並非活躍於作奸犯科的世界裡，反而是在企業界或其他專業領域裡大展身手。我想要創造出一種對話，反映出我對這件事情的觀點；我想要拓展這個議題的討論範疇，不要再像以前一樣只把討論對象全鎖定在被監禁的罪犯身上。此外，我那顆喜歡冒險犯難的心也開始蠢蠢欲動，我心想，要是能成為做這件事的第一人，而且做得有聲有色，對我來說也有好處。於是，我從二〇〇八年起開始動手寫 SociopathWorld.com 部落格，好讓那些認為自己有反社會傾向，以及喜愛或憎惡反社會人格者，有個線上社群可以交流互動。

在我寫這本書的期間，這個網站每天都有成千上萬的瀏覽量；而且從開站以來，世界各地已經有超過一百萬名讀者造訪過這個部落格。在這個熱鬧的線上社群裡，有攻擊性強的自戀狂、暴力的反社會人格者，各種病態的批評和發言，其中有些發言是體貼敏感的，有些則是粗俗幼稚的。而且，我常覺得好玩的地方是，這些人在上面的討論常會嚴重離題，譬如在上面言語霸凌，對別人施以同儕壓力，把那裡當作自己的地盤，羞辱或揶揄他人，結果形成了一套很複雜的社交動力系統，這一點倒出乎我意料之外。有些人會在上面講述自己的生命故事，彷彿可以從告解中得到救贖，或起碼產生一點點的自我接納，這我能了解。但也有些人一直潛水，或許是從中汲取資訊以學習掌控自己的人生，或試圖在一群不認識的行為偏差網友中間找到些許歸屬感。

經營這個部落格，我最喜歡的地方是可以碰到形形色色的反社會人格者，並從中挖寶；這個隱匿社群的成員，多半擁有複雜的性格和精彩的故事。儘管我和他們之間存在種種差異，但我可以在他們身上看到自己的影子，他們也可以在我身上看到他們的影子。我雖然不會衝動到無法克制自己的行為隨便去殺人、強暴別人或盜用公款，但我們都符合海爾博士（Robert Hare）所定義的「病態人格者」。我們都擁有某種能力，這能力是我們自己獨力培養出來的，是我們用私密的方式自己學會的。就算全世界的人都痛恨我們，就算我們不認識彼此甚至不喜歡彼此，但至少我們可以用自己的方式了解彼此。而且我們知道，像我們這樣的人都有前輩。透過這個網站或現實生活裡遇到的反社會人格者或其他人格類型的人，我逐漸卸下許多對反社會人格抱持的誤解，例如我原以為所有犯罪的反社會人格者都太衝動，生活上不能獨立自主。此外，還有一件事我再一次得到確認，就是反社會人格者的確異於常人，而且這些差異可能會以非常危險或恐怖的形式表現出來。例如我曾經在我的部落格上注意到，一個反社會人格者只要鎖定某人，就會變得像傳聞中的鬥牛犬一樣，開始緊迫盯人，慢慢套你口風，等到累積足夠資料，就把你的底細洩漏給你親朋好友知道，害得你妻離子散、家破人亡，只因為這樣做很好玩。反社會人格者不但喜歡毀掉別人，而且也的確辦得到，就算對方不過是網路虛擬世界的陌生人而已。

我無意讓大家誤以為，因為我不是大壞蛋，所以在面對反社會人格者時可以掉以輕心。我雖然腦袋聰明、功能好、沒有暴力傾向，但不代表這個社會中並不存在著一些愚蠢、沒有自制力或危險的反社會人格者——這樣的人，我們的確應該要敬而遠之，像我自己就會設法避開，畢竟，不是所有的反社會人格者都願意息事寧人，避免衝突發生。更何況，真正極端的反社會人格者，或許因為太與世隔絕，根本不會在我的部落格上發言，所以誰曉得這些極端份子和其他的反社會人格者到底有何不同。總之，我們或許有很多共同點，但這些特質如何外顯在行為上，因人而異。

經驗告訴我，反社會人格，嚴重程度不一，像是死刑犯、冷血的創投企業家，或心機很重的啦啦隊母親。想想唐氏症的例子。我有兩個親戚罹患唐氏症，一個有血緣關係，另一個是收養的。有血緣的唐氏症親戚和兄弟姊妹、父母親長得很像，但與另一個沒有血緣的唐氏症親戚則長得完全不同。當然，你也可以說唐氏症具有共通的外型特徵，如胎記、寬扁的臉部、雙眼皮很深、體型短小等等，但兩個人很明顯有不同的遺傳特徵。

唐氏症的例子很特別，身體裡面多了一條染色體，卻影響到所有基因的表現，好像你把個體的基因物質材料都拿出來，然後每一個都戴上特殊的面具。

我想反社會人格者也是如此。我的個性與兄弟姊妹不免有相似處，而我周遭的人也對我的個性有影響，我的同事和朋友，更反映出我對這個世界相同或是互補的觀點。然而我的個性同時也反映出許多反社會人格者的特性，由於我們的稀有性，有時反而變得更加顯而易見。對我來說，我很驚奇地看見我的心理習慣和行為傾向，與陌生人竟有相同之處，想想看，每個人都有不同性別、祖先、種族、國籍、背景、年齡等，但我不僅是與其他的反社會人格者相同，對我來說，每個反社會人格者都不一樣，就像家族成員之間的相似性一樣，反社會人格者之間也有相似性。

剛開始寫部落格的時候，我每天都不知道要如何表達反社會人格者這個議題。如果我開誠布公，說明在我生命中會受到限制的反社會人格傾向，我就會看起來不夠反社會。相對來說，我更希望自己呈現的是一個有血有肉的真人，而不是大家在電視上所到的誇張角色。因此，我決定要對於真實性多下功夫，而不要只是勾引人們的興趣而已。我對這本書也有同樣的要求。我知道我不會很早死，一直以來，我只想要隱藏起來，但這種情況不知能夠維持多久，不知哪天我就會被送到反社會人格專用的集中營去。運氣能用多久？有些到我部落格的人甚至更離譜，簡直就要把我們抄家滅族。我在此希望，藉由了解一個反社會人格者，你能產生一些同情心，給我一些溫暖，免得我被屠宰場載走，永世不得超生。

我也希望，你可以藉由本書得知，或者是覺察到有這樣一群人，其實你每天都可能與這些人有接觸。我不見得是反社會人格者的標準模型，我每天的所作所為也並不是遵照什麼反社會人格者手冊。很多讀者甚至質疑我的反社會人格資格，當然，我的所作所為並非百分百符合專業心理醫師的反社會人格行為標準，因此難免有些人會覺得驚訝，因為他們接收的印象都來自於電影裡的殺人魔。雖然我在這分享的不是什麼病態的心理，但有些反社會人格者的行為難免令人恐懼。我相信，藉由我的拋磚引玉，展現我內在對話和驅動力，可以讓大家了解反社會人格者的心理模式，拼湊出反社會人格者的大致樣貌。你甚至會發現，反社會人格者和你沒什麼兩樣。

人類學家克勞斯・史密特（Klaus Schmidt）曾經提出過一個想法：怪物或半人半獸類的雜種生物，在人類現代文明中的出現（新石器時代的人並沒有這樣的概念），是人類高度發展的一種表徵。總之，一個社會發展得離大自然越遠，就自然而然地會對大自然感到敬畏（是健康的敬畏），也會更容易幻想出某種東西來讓自己感到害怕。

浪漫詩《獅子騎士伊凡》（Yvain, le Chevalier au Lion），一般認為是詩人克雷蒂安・德・特魯瓦（Chrétien de Troyes）在十二世紀創作而成。在追求騎士冒險的過程中，伊凡在森林裡的一塊空地中遇見了一隻怪獸，這怪獸「醜陋無比，用筆墨簡直難以形容。」在我的想像中，這隻怪獸應該是名年輕女子。在父母寬敞的豪宅裡，她和妹妹躺在臥室裡，髮絲輕觸眼睫毛，一邊做著白日夢：她幻想自己遭到殺害，喉嚨被一刀劃破，鮮紅的血噴湧而出。

為了確認自己接下來是不是要準備戰鬥，伊凡嘗試想和怪獸攀談：

「過來，讓我看看你到底是否善類？」

這怪物回答說：「我是人。」

「什麼樣的人？」

「你看到的我是什麼樣子，我就是什麼樣的人，再無其他可能。」

一般人對反社會人格者的內心世界都很感興趣，儘管這無可厚非，但我懷疑人們的興趣可能來自錯誤的理由。如果你希望從本書裡看到許多關於暴力的寫實描述，你肯定會感到失望。因為這本書並沒有這樣的故事，更何況，假使所有最糟的情況同時發生，我相信任何人都可能成為殺人不眨眼的冷血殺手。我認為這其中並沒有什麼有趣的事情可言，又或者，最起碼我認為我沒有必要在人性事實這件事上再做什麼畫蛇添足。

我覺得人們會比較想要知道，為什麼我會決定買一棟房子送給我最要好的朋友？為什麼我有一天會決定給我弟弟一萬美金？前陣子有一位癌症末期的朋友寫了封電子郵件給我，說我送給她許多最體貼也最實用的禮物，她很高興認識我。在學生們眼中，我是個熱心赤誠的教授，他們給我的教師評鑑分數在全校老師中往往名列前茅。而且我還是個虔誠的教徒。從行為表現來看，我絕對是個好人，然而在大多數人身上可以發揮作用的行為誘因和道德約束，對我來說並不管用。我是個怪物嗎？關於這一點，我寧願相信，你我只是處在人性中不同的位置而已。

註2：《天外魔花》是一部敘述外星生物附身人類、征服地球的科幻片，一九五六年上映，獲得好評。

第 2 章

反社會人格的診斷

我是怎麼發現自己有反社會人格的？如今回頭去看，我當然可以看到從前所存在的許多跡象，我其實是因為在二十七、八歲時，在事業和生活上遭逢一連串的失敗，才開始正視這個問題而願意去深入研究的。

我家人老愛笑我，說我很沒定性，沒有一件事能堅持超過數年。例如我的高中生涯像一場鬧劇，但由於考試成績不錯，我最後居然拿到了全美優秀學生獎學金（National Merit Scholar）。上了大學，我心血來潮，決定唸音樂系，並選擇主修打擊樂，因為根據系上要求，以打擊樂為主修的學生，必須選修至少四種樂器，由於我原本就很難將注意力放在一件事情上，因此這個條件再適合不過了。大學畢業後，我決定去唸法學院，因為這是少數幾個沒有先修課程要求的研究所之一，更何況，我非得找點事情來做。我大學的成績雖然不怎麼樣（從我的學業成績平均點數GPA可以知道我相當聰明，所以很容易感到無聊），由於我法律系入學考試（LSAT）考得相當不錯，最後得以進入全美排名最佳法學院之一。

法學院畢業後，我進入一家自詡為「精英級」的律師事務所裡當律師，跟我同期進公司的同事，全都畢業自全國前十大法律系所，而且成績在班上也都名列前茅。雖然我在法學院是以優異成績畢業，但就這家公司設定的選才標準而言，只能算差強人意。總之，這家公司要的人是頂尖中的頂尖，薪資結構是底薪加獎金的紅利制度。法學院畢業頭兩年，我的基本工資為十七萬美元，可領取總計九萬元的雙倍紅利。只要在公司一直待下去，我每年還可以大幅加薪。只可惜，我是個很糟糕的員工。

一份工作不管多麼有利可圖，除非能為我的心理或履歷表帶來直接的好處，否則我通常做不好。我把大部分的精力都花在迴避工作任務，而且，我一整天的時間表都是根據我的午餐和下午茶時間來安排的。儘管如此，當我第一次看到主管對我的工作績效評了低分時，我還是嚇了一跳。最後，當上層主管把我叫進辦公室，要我好好振作，不然就得打包走人，這些都讓我吃驚不已。

但我並沒有振作起來，而是開始到其他事務所面試，最後還獲得了一間名氣相當的事務所錄用，而且薪水更高。但我心裡明白，我並不想一直當個朝九晚五的上班族，就算薪水再高也一樣。我生來是注定要做大事的，而不是當一個區區的小律師，這一點我很確定。幾個月後，我再度萌生去意，將私人物品全都丟進箱子裡，等朋友過來接我回家。

大約在此同時，我一位好朋友的父親被診斷出得了癌症。我這位朋友聰明睿智、個性獨立、看事情往往見解獨到，因此我一向很喜歡跟她相處，但父親罹癌後，她的感情忽然變得非常脆弱，加上一大堆家庭義務纏身。為了安慰她，我也被搞得精疲力竭，有一天我突然覺得，在這段關係中，我付出的比我得到的還要多。於是我決定要切斷和她的一切聯繫。剛開始我覺得如釋重負，不過我後來還是開始思念她，但還好這一切都在我意料之中，我想辦法不讓自己受到太多困擾。

接下來有好幾年，我一直靠失業救濟金度日。我家人很擔心，不曉得我對自己未來的人生有什麼打算？不過，我從來沒有感受到這樣的生存焦慮。我的人生，一向是以兩年為計算單位的。至於兩年以後的事，由於不確定性實在太高，我認為根本不用事先打算。

但這一連串的失落，對我來說也未免太不尋常，不尋常到連我那個以兩年為單位的人生規劃都顯得太過蒼白，我開始發現自己的人生失去了目標和方向，甚至失去意義。我在所選定的領域裡得到了一個可以名利雙收的工作，但我卻白白地糟蹋。有一陣子，我甚至想要去唸商學院，但何必呢？我的餘生，難道要一直重蹈覆轍，在成功與毀滅、失敗與失落的循環裡輪迴不已？我已經無情地割捨我的某個好友（在她最需要我的時候），我還要毀掉多少段關係我才甘心？我知道，這些行為不是一個正常人會做出來的事，而我也開始承認，我的人生可能沒辦法穩定發展。如果我不是正常人，那麼我到底怎麼了？

一向被我拿來對付別人的那份冷酷無情，我開始用在自己身上；為了明白自己到底是誰，我開始卸下一層層偽裝。我領悟到，這輩子我一直努力在當個變色龍（就像小時候從介紹爬蟲類的書本上所看到的那樣）；當那個「社會我」逐漸剝落以後，我開始清楚看見，我一直以來所做的一切努力，都是為了跟自己隔離，彷彿坐在自我的邊緣，跟內在分隔開來。至於那些內在，無法穿透。我一向不喜歡別人盯著我看；就算要看，看的人也應該是我。因此我也明白到：我從來沒好好看過自己。

因為，我早已習慣相信那些我為自己所編織的謊言。我會把注意力焦點放在那些讓我看起來像個正常人的行為舉止上。一個怪物不會因為看了部悲傷的電影就哭哭啼啼，一個怪物不會因為跟情人分手了就難過得快要心碎，因此我可以透過眼淚，透過胸口的那股痛（更何況這正是許多歌曲所吟詠的主題）來證明自己是個正常人。但要是根本沒有心，怎麼可能心碎？在那之前，我很容易就可以說服自己，有問題的人根本不是我。

對別人撒謊是一回事，對自己撒謊又是另一回事。我欺騙自己已經欺騙了好多年。由於太仰賴自欺，我甚至忘了自己是誰，以致於我現在根本不了解自己。但我不想再這樣了，我不想再對自己偽裝。畢生以來頭一遭，我開始想做些什麼事來處理這個問題。

這段期間，的確是我人生的一個重大的轉捩點，但這並不是我第一次進行深刻的內省。大學時期，我的社交生活一團糟（第5章會交代細節），我的生活簡直變得烏煙瘴氣。雖然我當時沒有任何可認同的個人標籤，但有好長一段時間，我非常誠實地進行自我分析，最後我總算體認到，我是個生性喜操控、狡猾的人，我跟別人很難建立什麼深刻的連結（頂多只有膚淺的關係），而且我對權力非常著迷，為達目的可以不擇手段。但為了避免這些特質對我的生活造成太大的負面影響，我試著去加以馴服和控制，或將它們導向傷害最小的情況。

當時，我不知道什麼叫「反社會人格」，也壓根兒沒料到自己會有這種傾向，一直到幾年後，我才從一位同事口中得知自己可能會是這樣的人。當時，我就讀法律研究所，暑假時要到律師事務所實習，做一些無關緊要的雜事；做沒多久，我便開始感到無聊，後來，我得知這位同事是公開出櫃的女同志，小時候是被收養的，於是便開始打探她的私生活，挖掘她的弱點。這位同事體型微胖，性格開朗，喜歡結交朋友，對我而言顯然是個寶庫，有許多情感上的弱點可操控。但我後來發現，她可供挖掘的寶藏還不只如此，她是個很知性的人，對許多事情充滿好奇，對於人該如何生存在這個世間抱持著開放態度。由於我們共用一間辦公室，有許多時間可以聊政治、談宗教、聊哲學、談時尚，或其他任何可以讓我們從乏味的工作裡得到些許安慰的話題。打從一開始，她就覺得自己有義務照顧我，譬如告訴我上班時該怎麼穿才得體，或請我吃她特別為我準備的藜麥（quinoa）沙拉，以免我每天都靠起士漢堡果腹。我注意到，她可以讓周遭的每個人都覺得舒服自在，於是我便開始分析她是怎麼辦到的。因為我希望自己多少也能散發那樣的魅力，而且我還把這個想法一五一十告訴她。不同於我透過理性到近乎冷血的角度在看待世界，她個性非常纖細敏感；儘管她很聰明，也很重視理性，但她偶爾會願意拋棄這些去換取某些既柔軟又抽象的東西，比方說「同情心」或「悲憫」。儘管我天生並不特別看重這些東西，但別人這樣想我會尊重，就像我知道不是每個人在音樂或汽車方面的品味都跟我一樣好。

此外，我這位同事還有個神學碩士學位，因此我很喜歡對她的信仰提出質疑，譬如一開始我會問她，是上帝把她打造成同志的嗎？後來，只要是她認為重要的事情，我都會提出質疑。還記得有一次，我特別就利他精神（一個我沒什麼親身經驗的東西）對她提出質疑。我告訴她，在我看來，要是能夠用極精準的方式衡量任何人事物的實用價值，何必還要改採其他方式去衡量？當時，我雖然還沒有拋棄那位父親罹癌的朋友，但我毀掉的關係已經夠多了，我知道自己在處理關係時是什麼德性——一個人帶給我的壞處只要多過好處，我就會對他們棄如敝屣，跟他們斷絕關係。我告訴我同事，在那些曾經被我拋棄的朋友當中，有一個人指控我缺乏利他精神。在這一點上，我或許做了讓步。又或許，人們認為我欠缺的那樣東西，也是所謂的利他精神，其實只不過是一種會讓人行為癱瘓，變得猶豫不決、躊躇莫展的混淆的思維模式罷了，而我則能夠憑意志斬斷我跟別人在情感上的糾葛。我同事用一種很有同理心的姿態點了點頭。

在那次談話後不久，有一天，我們倆談到：當自己所愛的人處在痛苦中，而又期待我們安慰他時，我們要怎麼表現才算得體。我這位同事看到我一頭霧水，於是問我，我認不認為自己是個「社會病態」（sociopath）。還記得，我當時根本不曉得該如何回答，因為我不知道 **sociopath** 是什麼意思，我可不可能是這樣的人等等。查了字典我才知道，這個字裡頭的 socio 指的是社會或社交，**path** 指的則是病態或疾病，兩個字加起來則意指：在社會道德意識上生了病。這個說法我聽起來好熟悉。

但我並沒有覺得受到冒犯，因為我已經很習慣了，我很早就隱約地意識到，自己身上應該具備什麼迥異於常人且無法改變的特質。我從很小就已經體認到，別人的人生觀不見得跟我相同。在我看來，生命就像一場複雜的遊戲，裡面的每一樣人事物都可以用精確的數學算式來加以衡量，並藉此達成目標，滿足渴望，得到樂趣；但不是每個人都這麼想。甚至，一直到近幾年我才注意到，原來這世上還有所謂罪惡感存在，別人還會感受到歉疚，但這種懊悔的感覺並不是源於事情的負面後果，而是某種無形無狀、老早就深植於意識中的道德規範。要是做了什麼對不起別人的事，他們會覺得自己很糟（但我從來沒有過這種感覺），彷彿他們造成的傷害跟宇宙的善性有著密不可分的關係，以致於做任何壞事都會報應在自己身上。這樣的感受，我從來沒有真正體驗到過，但這些年來我卻一直在不斷模仿，假裝自己也有這種感受。這下子，我實在好奇不過了。如果我這樣的人有個什麼標籤能加來歸類，或許我可以更了解自己。事實上，我從相關研究中的描述裡都可以輕易看到我自己。

後來，我得知我這位同事有個男性友人就是所謂的社會病態，但她並沒有讓自己成為無辜的受害者，還跟這位朋友發展出深刻且長久的友誼。如今回想，我這位同事願意把我當人看（雖然她堅信我是社會病態），讓我有機會看到，原來我真正的樣子是可以被了解且被接納的。我這位同事證明了，並不是所有具有道德良知和同理心的人，都會因為世界上有像我這樣的人存在而受到驚嚇。

事實上，我很高興這東西居然還有個專有名詞來描述它，而且有類似狀況的人不只我一個。我想，這應該跟一個人在發現自己原來有同性戀或跨性別傾向時的感覺一樣——在骨子裡，他們老早就知道自己是什麼樣的人了。

在那次嘗試性的自我診斷後，又過了好幾年，我才因為被公司炒魷魚而開始自省。剛開始聽到社會病態這幾個字，我雖然覺得很興奮，很高興總算找到了一個標籤可以歸類自己，但在那初步的滿足感逐漸消退後，我就把這東西當成是某種不痛不癢的奇怪特質，是某種有趣但無關緊要的怪癖，最後甚至忘了有這東西存在。不過，當我的生活開始瓦解，我知道自己不能再繼續那樣過日子，我不能只是承認自己與眾不同而不肯去正視那些差異，而且，我實在太渴望為我的疑惑找到解答了，於是我開始接受心理治療，只可惜我發現，我的心理治療師不過是另一個可供我捉弄的對象而已，而且收費實在太貴，相形之下，那些治療諮商所能帶給我的滿足太少了。不過，就在這些治療諮商當中，我有一天忽然想起，那年暑假在律師事務所實習時，不經意的自我診斷，確認我是個「社會病態」。我隱約感覺到，關於我究竟是什麼樣的人，這裡頭應該有我想要的答案，於是我決定開始閱讀相關文獻，很巧的，當時剛好有一本書可以在網路上閱讀到全文，就是現代病態心理學之父賀維．克勒利（Hervey Cleckley）博士所寫的書：《精神健全的面具》（The Mask of Sanity）。

這本最早於一九四一年公開發行的書，是部劃時代的巨著，書中，克勒利博士將所謂「心理病態人格」，也就是現在學界所謂的「社會病態人格」特徵，做了首度的概括描繪。克勒利指出，心理病態人格極難診斷，因為當事人的心智能力完好無缺，也能夠在人類社會中正常運作，而且表現得看似正常，甚至功成名就。克勒利如此寫道：

心理病態人格者非常理性，思考時不會帶有任何妄想，卻表現得跟正常人沒有兩樣，會做出正常的情緒反應。聽他們談起自己的野心，你會覺得他的熱中態度是健康的。聽他們表達自己的信念，即便是最懷疑的人也會被說服，覺得他們立場堅定、屹立不搖。當別人表現出對他感興趣時，他們會做出適當的反應。聽他們談起自己的老婆、孩子或父母，你可能還會覺得他有一副溫暖的心腸，能全心全意且忠貞不二地愛一個人。

根據克勒利的說法，心理病態人格者都具有反社會傾向，但是卻表現得很社會化，他們的感受、欲望、期盼和愛，跟一般人似乎沒什麼兩樣。他們生存在這個社會裡，卻很難跟其他人區別開來。甚至，心理病態人格者在許多方面往往表現得比一般人還要出色。克勒利筆下的心理病態，多半格外迷人、機智。個性沉著冷靜，能言善道，即使面臨強大的壓力也能夠處變不驚。然而，在這個看似健全的面具下，其實隱藏了一個騙子，一個操控者，一個幾乎毫無責任感且不把自己的責任義務當回事的人。他們個性衝動，做事隨性，而且同樣的錯誤往往一犯再犯，因此對別人而言往往可以帶來很大的刺激。此外由於這種人極端自戀，因此在感情上很難跟別人建立起真正的關係，而且有性濫交的傾向。其感情世界多半是在模仿正常人，但是卻模仿得很拙劣。克勒利坦承，這種獨特的人格特徵，不但讓心理病態人格者很容易走上犯罪的道路，也讓他們很適合在企業界裡叱吒風雲。

早在半世紀以前，克勒利已經就心理病態人格的臨床表現做了整理歸納，我認為，他的歸納，比其他人的描述都更能精準描繪出我內在的那個反社會人格者。透過對好幾百個病人的觀察，克勒利歸納心理病態十六個最主要的行為特徵。這些特徵，如今仍被視為是診斷心理病態、社會病態或其他反社會疾患的主要指標。這些特徵包括：

- 膚淺的魅力和良好的智商
- 不會表現出妄想或其他不理性思考的表徵
- 不會有緊張或神經質的行為表現

‧不可靠
‧不誠實、不誠懇
‧不會感到懊悔或羞恥
‧在誘因不足的情況下就做出反社會行為
‧缺乏判斷力，沒辦法從經驗中得到教訓
‧病態的自我中心，沒有愛人的能力
‧不會表現出某種重要的情緒反應
‧在某些事情上缺乏洞察力
‧在一般的人際關係上沒有反應
‧飲酒後（有時候則沒有）做出怪異或令人討厭的行為
‧揚言要自殺卻很少付諸行動
‧性生活紊亂、沒有特定對象
‧難以貫徹任何人生規劃

要是你曾經在看到自己星盤時心想：「咦，星座這東西好像還滿準的！」那麼你大概就能體會我在閱讀克勒利的著作時所感受到的心情。他講的東西雖然並不完全正確，但很多地方都命中目標，而且大致而言都準確到讓人起雞皮疙瘩。我許多問題背後的心理模式，無論是我的缺乏人生目標，對朋友的冷漠，以及難以長時間專注在同一個工作上，都被克勒利博士一語道破。尤其是他對病人的描述，更讓我感到嘖嘖稱奇；他筆下的某些病人，跟我在許多地方都很相似，總讓我覺得好像看到了我自己，譬如他有個名叫安娜（Anna）的女病人就特別能引起我的共鳴：

> 安娜身上並沒有什麼特別耀眼的地方，可是當她一進辦公室，你的注意力就會馬上被她抓住。她的外貌稱得上好看，但又算不上國色天香，讓人一看就感到驚豔。她講話時頓挫有致，字正腔圓，而且還帶有英國腔，不但會把 r 或 ing 完整發出，而且跟倫敦人一樣會把 been 講出來。就一個從小在喬治亞州長大的女孩子來說，這樣的說話方式可能會被認為做作。但在安娜身上效果卻恰恰相反，每一個看過她的人幾乎無一例外地都會因為她這樣的說話方式而感到愉悅。天真（naive）一詞，雖然有許多隱含意義無法套用在這個溫文儒雅的女子身上，但許多人在第一次見到她之後都很難不想到這兩個字，只不過他們聯想到的主要是這個詞所暗示的清新、率直

和誠懇的意義。

看得出來克勒利對她非常著迷。我很喜歡他對安娜種種與眾不同的描寫，包括她講話的腔調，自然不做作，永遠的青春洋溢，以及她那股似乎無法用美貌、才智加以解釋的魅力。這些描述放在我身上也很吻合。根據克勒利的說法，安娜雖然很喜歡杜斯妥也夫斯基的小說《卡拉馬助夫兄弟們》（The Brothers Karamazov），卻又不具有其他學歷或背景相當的「知識份子」那樣的品味，例如她對八卦雜誌的興趣並不低於她對俄國古典音樂的興趣。這一點也跟我很像。此外克勒利還提到，安娜會利用閒暇時間認真地到主日學校幫忙授課，到紅十字會當義工，而且會不時和同性陌生人發生性行為，譬如有一次她因病住院，贏得了所有醫護人員的喜愛，結果她居然和某個護士小姐發生了性關係。前述種種，和我自己的人生經驗都有著許多不可思議的相似之處，不管是到主日學校授課、住院時成為模範病人等等看似微不足道之處，又或者性關係很隨意這種比較明顯的特徵。這麼高的相似度真叫我吃驚。

儘管克勒利並沒有清楚解釋為什麼他認為安娜符合他對心理病態者的定義（大概是因為安娜並不對自己淫亂的性生活感到羞恥），但是對克勒利而言，安娜顯然不僅僅是檢核表上的積分而已——她是個人，一個活生生的人。在閱讀克勒利的著作時，我最能認同的並不是他編制出來的那份檢核表，而是他書中提到的那些人。克勒利自己也坦承，這份檢核表只是個概略性的歸納，說明了這些人雖然在教育程度、成長背景、社經地位和犯罪史等許多方面都有著天壤之別，彼此之間卻為何如此相似，而又迥異於世界上的其他人。雖然「為人不可靠」這一點我可能會有點意見，但不可否認，克勒利有許多病人和我的確有著驚人的相似之處。

克勒利這本書當初相當暢銷，讀者群甚至超出了學術界或醫界。後來，克勒利還把這本書修訂了好幾遍，為的是盡量為現代的心理病態人格者提供真實的心理側寫。克勒利知道，心理病態者或社會病態人格者雖然偶爾甚至經常做出極端的反社會行為，但他們也能活在這個社會而完全不被發現，對周遭環境適應得非常良好，像正常人一樣過活，甚至為這個社會做出貢獻。

此外，正因為克勒利明白，不是所有的社會病態人格者都會從事犯罪行為，或因為太聰明而從不被逮到，因此他的研究範疇也不斷擴展，從原先只針對精神病院裡的男性病患，到後來則開始研究起女性、青少年，和那些從未入院接受治療的病人。事實上，他後期的研究對象，有很多學會如何在普羅大眾中過著相對正常的生活。根據自身的經驗，我相信，當初克勒利要是有機會到今天的法學院或大型律師事務所裡一窺究竟，應該會找到許多符合條件的受試者。

從此，我知道我並不孤單，世上還有很多像我這樣的人存在，但我想要更了解，我們到底是什麼的人。

> 他看著身邊的歡笑，彷彿他置身事外，即使是一個輕聲談笑，也會引起他的注意，投以壓制的眼光，再不在乎、再輕率的野獸，也會感受到一股恐懼，無法解釋這種敬畏的感覺從何而來，有些人認為是他如死人般的灰色眼睛，一旦投射到某個人身上，不僅是穿透，還能把心撕裂，他的眼睛發出射線，被他看到的人都會覺得有如千斤頂重。這個異於常人的特質，使他受到社交界的歡迎，每個人都爭著想要見他，對於一些無法感受到令人極度興奮的人，感覺生活乏味，如今重新歡快起來，終於有些東西可以引起他們的興趣了。
>
> ——約翰．威廉．波利德里，《吸血鬼范拜爾》

一八一九年，約翰．威廉．波利德里（John William Polidori）受到拜倫（Lord Byron）的作品的啟發，創作了一部名為《吸血鬼范拜爾》（The Vampyre）的中篇小說，結果在十九世紀風行全歐洲，掀起了一陣吸血鬼狂熱，也對日後的布拉姆．斯托克（Bram Stoker）及現代的吸血鬼文學產生了深遠影響。波利德里這部小說的主人翁，正是以性情狂放不羈的拜倫本人為樣本。范拜爾在躋身倫敦上流社會後，由於擅於偽裝自己謎樣的行為和叛逆的性格，騙過了所有人的耳目。後來，他陪同一名年輕仕紳南下到羅馬和希臘旅遊，半路上還誘拐並謀殺了不少年輕女子，但他這位旅伴卻渾然不覺，最後，范拜爾自己卻慘遭殺害。但一年後，范拜爾居然在倫敦重現身影，只不過這次他誘惑和謀殺的對象卻是先前那位旅伴的妹妹，結果，這位女子在新婚之夜離奇死亡，全身上下的血一滴不剩。

俊美卻陰狠的吸血鬼，是個迷人的怪物，因此在人類文化裡占據了一個獨特的位置。但他沒有失心瘋，行為也並不粗鄙，他的舉止甚至比其他人都還要高雅。他的氣質像謎，裡頭又透著詭異；他的眼神空洞，卻又令人迷醉。他天生有缺陷，但這些缺陷在某些人眼中卻極具吸引力，雖然這些人對他而言不過是物件而已。吸血鬼並不刻意離群索居，他只是將這樣的生活發揮到極致而已，因為他沒辦法用其他方式活著。他飲血，是因為血能夠讓他得到滿足；他玩弄人，是因為他可以從中得到樂趣。他的靈魂無法平靜。

陰森的吸血鬼，是道地的社會病態人格者，魅力十足、長袖善舞，身為掠食者卻能夠行走在人群中不被發現。吸血鬼的傳說，最早可追溯到中世紀，源於斯拉夫將身體與靈魂視為明顯不同的靈性傳統。不純淨的靈魂，會導致吸血鬼的產生，而吸血鬼的持續存在則是不自然且不間斷的。

社會病態人格者，存在於人類歷史上已經有好長一段時間，而且總是生存在社會邊緣。但每一個文化都找得到他們的蹤跡。根據珍・墨非（Jane Murphy）在一九七六年所做的一項人類學研究，非洲約魯巴族（Yoruba），稱冷淡的靈魂為「阿蘭勘」（arankan），指的是那種「總是我行我素、不顧他人、不合群、充滿惡意、性格頑固的人」。講尤皮克語（Yupik）的因紐特人（Inuit），則把部落裡的反社會成員稱為「昆蘭蓋塔」（kunlangeta），並形容這樣的人「心裡明知自己該怎麼做，卻不願付諸行動」，而且「經常說謊、欺騙、偷竊……佔女人便宜——他們對懲罰毫不在乎，而且也常常被帶到部落長老面前接受處罰」。有心智能力了解社會規範，卻拒絕遵守，正是當代在臨床上診斷社會病態人格的反社會主要參考依據。

由此可見，像我這樣的人，長久以來一直都存在於全世界許多文化裡，但現代社會似乎特別愛在人們身上貼明確的標籤：你是社會病態人格者嗎？還是別的什麼？在科幻片《銀翼殺手》（Blade Runner）中，有一群「人」的特質跟社會病態人格者相當接近，即所謂人造人（replicant），在地球歷經世界末日後，他們逃亡到核子塵漫天的地球上，結果遭到哈里遜・福特（Harrison Ford）追殺。由於人造人實在是太像人了，只能透過某些會引發強烈情緒的問題才能夠加以辨識。片中，哈里遜・福特明知西恩・楊（Sean Young）是個沒有同理心的人造人（雖然她一雙大眼靈氣十足），卻還是抗拒不了她的魅力、陶瓷般的肌膚和完美的心型嘴唇。

還記得，看這部電影時，我還很年輕，當時就深深著迷於西恩・楊那婀娜的體態和充滿未來感的裝扮。即便在當時，我心裡就已經十分確定，在人造人的嚴酷世界中，我一定可以生存，而且還活得很好，不像弱者只能苟延殘喘，我這樣的強者反而能興盛茁壯。我幻想自己操著洋涇濱中文（pidgin Chinese）在那個世界裡偷拐搶騙，駕著車身凹凸不平的氣墊車在大街小巷裡穿梭來回。諷刺的是，我成年後卻很樂意讓別人來問我這類問題，雖然診斷結果一定會是：我是個沒有人性的人。

《銀翼殺手》這個例子，提供了一個有趣的對比，因為這裡的重點在於辨識，而非診斷。人造人的確「非我族類」，被認為比人類還要次等，因此不管如何處置他們都不會產生道德上的疑慮，儘管有證據顯示，他們的內在世界可能跟人類一樣豐富。的確，就連《四％的人毫無良知，我該怎麼辦？》（The Sociopath Next Door）一書作者，哈佛大學醫學院教授瑪莎・史圖特（Martha Stout）這樣的醫療專業人員，也是用辨識而非診斷的角度在討論這件事。該書傳達一個看起來相當明確的訊息：這些人是社會病態人格者，而不是擁有社會病態人格的人。一個病症除非有辨法加以治療，才有診斷的必要。既然社會病態人格者無法治療，剩下來的問題就只有一個：該拿這些人怎麼辦？在《銀翼殺手》這部片中，人類社會面臨了一個重大的抉擇：對於人類創造的那些毫無同理心的人造人，究竟該讓他們走上什麼樣的命運加以處置？

也因此，關於社會病態人格者，現今人類社會真正應該要面對的問題是：要如何防止這些人做出反社會行為？但是在社會有辦法討論如何解決這個問題以前，我們得先有個可靠的方法來辨識出這些人。但心理學家要辨識出他們，卻得先了解他們；要了解他們，心理學家又得有能力加以辨識。曾有個心理學家如此形容這樣的套套邏輯（tautology）：「這個人為什麼會做這樣喪心病狂的恐怖行徑來？因為他是個心理變態。你怎麼知道他是個心理變態？因為他做出了這些恐怖的事情來。」

這是個很典型的「雞生蛋還是蛋生雞」的兩難問題，也是許多如今最流行的診斷標準最受詬病的關鍵所在。所有的診斷工具，根據的都是從已經被診斷為社會病態人格者身上觀察得到的行為特徵，但這樣的作法除了有套套邏輯的問題外，也可能造成偏誤，影響到哪些特徵會被涵蓋在內而哪些特徵被排除在外。當然，要研究總得有個起點。根據克勒利等人的觀察，某些特徵出現在他病人身上的比例高過了一般人。當同一組特徵被命名了，他們會再進一步研究：這些特徵是否有共同的起因？跟其他組可辨識的特徵是否相關？多少人具備了這組特徵？而這些人跟一般的普羅大眾又有什麼不同？但克勒利清楚得很，這份檢核表只是很簡略的歸納而已，並非絕對正確或完整無缺——但這樣的謙虛精神，我認為在很多研究者身上都應該會發現。

目前，用來辨識病態人格（以及相關的反社會人格）的最主要工具是英屬哥倫比亞大學法醫心理學榮譽教授羅伯・海爾博士設計的《病態人格檢核表修訂版》（Psychopathy Checklist-Revised; PCL-R）；在犯罪心理病態領域，海爾博士是公認的權威。海爾博士表示：「若無法用可靠且精確的方式去測量你研究的對象，科學是無法進步的。」在一位研究助理的協助下，海爾博士將他從受刑人身上看到的二十項常見的特徵彙整出來，如缺乏同理心、不會感到懊悔、誇大妄想、性喜操控、有魅力、自私自利、衝動、擅長說謊，及青少年犯罪、假釋遭到撤銷、犯罪手法多樣化等犯罪特徵。至於計分方式，根據海爾博士的建議，一項特徵如果存在於受測者身上則給兩分，不確定或只有一定程度吻合則給一分，不存在則打零分。這份檢核表在信度（reliability）方面雖然相當可靠（也就是說，反覆測驗後可得出大約同樣的分數），但是在效度（validity）方面卻備受批評。

所謂效度，是用來衡量一項診斷測驗能否準確診斷出其測量目標的指標（在此例中，效度指的是PCL-R檢核表能否準確診斷出心理病態人格）。PCL-R檢核表最遭人詬病的地方是，它完全是根據受刑人設計出來的。海爾博士自己也坦承，他這樣做完全是為了方便，他說：「受刑人研究起來相當容易。他們很喜歡跟研究者碰面，這可以為他們枯燥乏味的日子帶來點樂趣。但企業的執行長或政治人物就不同了……」曾經有兩位心理學家在一篇論文裡提出警告，認為有越來越多學者錯把PCL-R檢核表當作是心理病態的完整定義，但心理病態其實是一種涵蓋範圍更廣的人格建構，其中包含欺騙、衝動、魯莽等特徵，當事人卻不見得一定會做出身體上的攻擊行為或非法的犯罪行為，兩位作者認為，海爾博士的這份檢核表由於過份強調犯罪行為，以致於扭曲上述概念。結果引起軒然大波，海爾博士認為這兩位心理學家有毀謗之嫌，還曾經揚言要提告。然而，這份文章其實也反映一項越來越普遍的共識：反社會人格並不等同於心理病態人格。海爾博士並未說明，為何檢核表上的每個項目都擁有相同的比重。我們實在看不出來，缺乏同理心這個特徵，為什麼跟膚淺的魅力這個看似比較無關緊要的特徵，在計分上比重相同。

另一個令人有所質疑的地方是，此一人格違常（或其他人格違常）到底應該用什麼標準來定義？是一個人的外在行為還是內在動機？要評量一個人做出不當決定的歷史雖然相對容易，但是要真正了解一個人的思考模式就困難多了。

不管在學術界還是臨床界，對於心理病態和社會病態到底能否診斷出來，各方意見都相當分歧。例如美國精神醫學學會（American Psychiatric Association）負責編寫《精神疾病診斷與統計手冊》，後來決定將心理病態和社會病態兩個名詞都排除在外。儘管後來有越來越多學者都認為，應該將其修改成「反社會人格違常」（antisocial personality disorder 簡稱 ASPD），並根據可觀察的行為模式來進行診斷。另外，世界衛生組織在《國際疾病與相關健康問題之統計分類》（International Statistical Classfication of Diseases and Related Health Problems）一書中，提出了一種類似的診斷，並稱之為「反社會人格障礙」（dissocial personality disorder），但也沒有納入社會病態一詞。但 ASPD 和社會病態人格，兩者的特徵並不完全相同；ASPD 側重的是犯罪行為，而不是內在的思考歷程，因為思考歷程比較難得知，在那些被強制住院、不肯乖乖配合的受試者身上更是如此。譬如雖然我因為缺乏同理心、很難遵守社會規範、喜歡操控他人，所以自認為是個高功能的社會病態人格者，但要把我診斷為 ASPD 卻並不合理。因此我寧願說自己是社會病態，而不用反社會這個詞。

另一個令診斷更加困難的地方在於，社會病態人格和某些人格違常在行為特徵上有部分重疊之處，例如它和自戀人格都具有自我感覺良好、缺乏同理心等特徵，和亞斯伯格症（Asperger's disorder）等泛自閉症障礙，都同樣都有社交發展方面的困難。

哈德斯菲爾德大學心理學教授大衛・坎特（David Canter），在《法醫心理學》（Forensic Psychology: A Very Short Introduction）一書中就提出警告說，「我們應當小心看待這些診斷，那不過是一種概括性的描述，」甚至「只是一種用醫學解釋來加以包裝的道德批判罷了。」的確，海爾博士在書的前言裡就開宗明義地如此寫：「心理病態人格者是社會裡的掠食者，他們擅於蠱惑和玩弄獵物，無情地隨心所欲，甚至害得許多人心碎、幻滅、或傾家蕩產。」由此可知海爾博士的立場。儘管如此，他所提出的診斷標準卻依然被後人沿用，許多重要的法律決策（例如該不該讓犯人假釋出獄）更是以此為主要的參考依據。

但不同於心理學在診斷上的模糊不清，腦神經科學或許可以為我們帶來一點澄清。近幾年的腦部掃描研究顯示，上述特徵和腦內的某些「特定」和獨特有關。但是，我們不應該把社會病態人格的特徵清單和「社會病態人格」的定義混為一談，就像我們不應該假定所有天主教徒都擁有完全相同的特質，或擁有某種特定的特質就會讓一個人變成天主教徒一樣。社會病態人格的診斷雖然有用，但畢竟有限制。最主要的限制是，我們無法找出最根本的原因，只能了解症狀和特徵。這的確讓人有點失望。一般人以為，會變成社會病態，不是曾經受到不好的對待，就是從小在缺乏愛又充滿敵意的環境中長大。問題是，我小時候並沒有受到什麼嚴重的虐待。我的童年過得很普通，甚至可以說是有點放任。當別人問我是不是有個悲慘的童年，我總是告訴他們，我的童年生活沒什麼特別之處。雙胞胎的研究告訴我們，社會病態人格的特質有很強的遺傳因素，我們也知道，社會病態人格者的大腦構造與一般人不同。但擁有不一樣的腦子，並不代表這就是他們行為與眾不同的原因。甚至，有可能是因為他們的行為不同於一般人以致於影響他們的大腦迴路。同樣的道理，我們不能因為社會病態人格者大腦構造異於常人就認定是他們的腦造成他們的社會病態人格，海爾博士自己也認為，這可能是「其他常見於心理病態人格者身上的環境因子或遺傳因子造就的副產品」。

我們雖然不知道社會病態人格的成因為何，但我們知道這個疾病無藥可醫，不過我們也不見得需要什麼治療，理由是希望讀者在讀完這本書的時候就會明白。克勒利博士是在喬治亞大學醫學院擔任心理學家兼教授時，對社會病態人格進行觀察和提供諮商。他認為，社會病態人格者有很深的心理困擾，但基本上是很難控制的，因此如何治療這類病人或罪犯，成了很棘手的問題。他在晚年為《精神健全的面具》（The Mask of Sanity）一書做最後一次修訂時，在前言中指出，關於社會病態人格，他雖然一直找不出有效的治療方法，但令他欣慰的是，他相信自己為了解社會病態人格已經做出了一定的貢獻，特別是為社會病態人格者的家屬或心愛的人，做出的不尋常的行為提供某種合理的解釋。的確，克勒利在書中花了相當大的篇幅舉例描寫許多無法治癒的個案；這些人雖然擁有大量的資源和支持，可以讓自己變得更好，最後卻淪落到做出傷害自己生命中的重要他人，或犯下其他不當的行為。對克勒利而言，這些人根本無可救藥。

抱持這種看法的不只克勒利一個。根據最新估計，社會病態人格者從事犯罪行為的再犯率是非社會病態人格者的大約兩倍，從事暴力犯罪行為的再犯率更高達三倍。不僅如此，連約魯巴人和因紐特人也相信，社會病態人格者不可能改變。要解決這些人帶來的問題只有一個辦法，就是用其他思想洗腦他們，或是讓他們邊緣化。據說，人類學家墨非（Howard Morphy）就曾經聽到某個因紐特人告訴他：「趁著別人不注意，乾脆把這種人一把推入冰湖。」

今天的心理學家和犯罪學家，就和過去那些必須動用私刑的約魯巴人和因紐特人一樣，面臨了相同的困境：對於那些不值得信賴而且沒有任何歸屬感的社會病態人格者，我們到底要如何處置？在英國，一個犯了罪的人只要有社會病態傾向，法院就可以判處無期徒刑。在美國，被確診的社會病態人格者則可能被送入精神機構，再沒有機會重見天日，因為醫生已經認定他們沒有治癒的可能。以羅伯．迪克森（Robert Dixon）為例，他因為在一起持槍搶劫殺人案中擔任司機，被法院以共犯罪名判處十五年到終身監禁不等的刑期。當他服刑滿二十六年時，由於符合假釋條件，便向獄方提出申請。獄方為了評估他出獄後是否有可能再犯，對他進行了一項測試，最後認定他有社會病態人格。迪克森的委託律師追憶道：「讀到評估報告時，我心都快要碎了，因為我知道，從那一天起，不管我再怎麼努力，只要這份報告一送到審查委員會，他的假釋申請一定都會遭到駁回。」

儘管克勒利在《精神健全的面具》（The Mask of Sanity）一書剛出版時聲稱，社會病態人格者沒辦法在社會正常生活，因此應該被視為精神病患，之後卻在該書改版時逐漸改變立場，因為他意識到這樣的描述可能會成為社會病態人格者不想為自己的犯罪行為負起責任的藉口。於是，克勒利面臨了一個令他左右為難的困境：一方面，他從不認為社會病態人格者跟他的其他病人一樣是真的瘋了或處於「躁狂」（manic）狀態，但他又的確覺得這些人有著同樣嚴重的心理困擾，缺乏足夠和正確的心理狀態在社會裡正常過活，因此應該與其他人隔離。他擔心，由於相關心理測驗過度強調語言能力和理性思考能力，而讓很多有社會病態人格傾向的危險份子得以逍遙法外，沒有被送入精神病院。

光憑精神疾病的診斷就剝奪社會病態人格者的自由，這樣的作法本身在道德上就問題重重。許多社會學家擔心的是控制和約束的問題，他們自問：我們要如何處置這些異類才不會讓自己也變成異類？我們能夠只因為一個人缺乏道德良知就剝奪他的自由嗎？人類社會之所以將精神失常者送入特殊機構軟禁，理由通常是：他們可能對自己和別人造成傷害。有人則說，社會病態人格者無法在社會裡正常運作，所以只好採取極端手段將這些人與其他人隔離開來。問題是，這些人事實上可以在社會運作，只是運作方式不同罷了。我們並不會瘋狂到咬掉自己的手或自以為能夠飛翔而從屋頂一躍而下。我們沒有發瘋，有些人甚至功成名就，只是我們的生活方式、思考模式和做決定的方式不同於一般人，甚至會讓某些人覺得深惡痛絕或渾身不舒服（只因為我們不是根據道德標準在運作）罷了。請問你會怎麼對待你不喜歡的人呢？

不可諱言，社會病態人格的診斷在刑事審判上究竟應該扮演什麼樣的角色，的確是棘手的問題。從法律實務面來看，要以精神錯亂為由進行辯護，一個基本原則是：當事人必須欠缺分辨是非的能力才行。但社會病態人格者多半時候都有能力分辨社會公認的對與錯，只是他們在情感上並不覺得自己的行為一定要符合社會標準。於是爭議就產生了：相較於非社會病態人格者，這個天生的差錯是否讓這些人變得更容易犯罪，還是更不容易犯罪，或者同樣容易犯罪呢？關於這一點，以研究有社會病態傾向的受刑人的腦部掃描知名的學者肯特．基爾（Kent Kiehl）認為，這些人或許應該視同低智商者看待：他們雖然知道自己的行為是錯誤的，卻缺乏足夠的「煞車」來制止自己的暴力衝動。

更何況，懲罰手段對這些人究竟有沒有效也大有問題。例如克勒利就聲稱，將社會病態人格者當成一般犯人處置（做壞事就把他們關進牢裡），一點效果都沒有，因為懲罰並不能嚇阻他們。事實上，即使在一般人身上，監禁手段能否發揮嚇阻效果就已經大有問題，更何況是社會病態人格者？我很懷疑，坐牢的懲罰手段，對那些所謂有同理能力的罪犯可能沒有太大嚇阻作用，更何況是那些從小就在幫派或窮困環境下長大，一輩子以販毒為生，不曉得自己還有什麼出路的人？不過，既有的科學研究的確顯示，社會病態人格者對於負面後果特別沒有反應，這一點跟我的親身體驗十分吻合。從小到大，不管在家裡還是學校，當師長祭出懲戒時，通常只會刺激我更想要去挑戰，反正，一件事情只要我想做，不管會遭受什麼後果，我一定都會去做。我不怕受到處罰，因為處罰在我眼中只不過是某種不方便而已。

克勒利的直覺——社會病態人格對於負面後果並不像一般人一樣會有反應，後來在海爾博士所做的一項著名研究中獲得了驗證。這項研究將受試者分成兩組，一組是社會病態人格組，一組是一般人，施以輕微的電擊，並在電擊前讓受試者聽見計時器滴答作響。在對照組，也就是一般人身上，當他們聽到計時器滴答作響，隨著電擊的時間越來越接近，由於對生理上的輕微疼痛有所預期，因此會出現焦慮症狀；相對的，社會病態人格組卻格外淡定，並不會隨著計時器的倒數計時而出現焦慮明顯升高的情況。

社會病態人格者在面對負面事件時所展現的這種不在乎的態度，或許跟他們腦內分泌過剩的多巴胺有關。根據范德堡大學（Vanderbilt University）學者的研究，過剩的多巴胺，似乎令社會病態人格者大腦的酬賞系統（reward system）變得過度活躍；當他們完成特定任務即可獲得特定金錢報酬或特定化學物質的刺激時，這些人腦部分泌的多巴胺是正常值的四倍之多。研究者認為，過度活躍的酬賞系統或許正是社會病態人格者行為衝動、喜歡冒險的原因所在，因為「這些人似乎特別容易被酬賞——也就是像驢子被胡蘿蔔吸引一樣，降低了他們對風險或棍子的覺知或擔憂。」

不過，我對這項假設其實抱持了幾分懷疑。過度活躍的酬賞系統，或許可以為社會病態人格者性慾特別旺盛（起碼跟一般人相比是如此），在專業領域裡往往能出類拔萃等等提供合理的解釋；社會病態人格者，或許的確會為了令大腦大量分泌出多巴胺而意外地對社會做出各種貢獻。但是說酬賞系統會令人喜歡冒險，我無法苟同。我們或許喜歡冒險，但並不見得跟多巴胺過剩有關，畢竟，范德堡大學在更早以前曾經有學者發表研究指出，多巴胺分泌量過低，和從事冒險行為或藥物濫用的機率呈高度正相關。根據我的親身經驗，我之所以喜歡冒險，或許跟我在面對可能有危險、壓力或可能造成創傷的情境時比較不會感到恐懼或焦慮有關。

儘管我從小在一個信教虔誠、家境穩定的中產階級家庭中長大，如今是個經濟穩定、智商很高的白領專業人士，卻常常做出各式各樣危險且愚蠢的行為。許多青少年會做的魯莽行徑，例如打群架，到低開發國家搭陌生人便車旅遊，把超市推車裝在車子後面，坐在裡面被拖著走，單挑等等，我在年輕時都曾經幹過。如今，我雖然已經戒掉了某些比較幼稚的追求刺激的行為，卻還是學不會從經驗中得到教訓。

例如有一年夏天，我因為從事高風險的選擇權交易而輸掉了我所有的存款。選擇權本身就已經是一種高風險的交易工具，我卻選擇了一種風險高得令人不可思議的方式去進行交易——該拋售的時候卻繼續持有，而且還把所有雞蛋全都放在同一個籃子裡。即使慘賠了好幾次，我卻依然樂此不疲，繼續從事一些不必要的賭博行為。理性上我知道，我輸了很多錢，但我就是無法讓自己覺得心痛到可以縮手。再舉一個看似不相關的例子：我不碰刀。即便像刀子這麼具體的工具，它帶來的傷害的危險性都不曾在我心中留下深刻的印象。我曾經不小心拿刀把自己割傷過好幾次，而且每次都削掉一大塊皮肉，深可見骨，必須要手術縫合，但我就是很粗心，所以我後來乾脆就不碰刀了。

此外，我特別喜歡在都市裡騎腳踏車，原因之一是，這樣做很危險。騎車的時候，要是有別的車子闖入我的車道，我就會騎過去撞對方，或用我的可攜式輪胎打氣機去攻擊對方。要是有汽車超車，我就會尾隨在後，等到追上後再快閃到前方，然後緊急煞車，逼得駕駛人不得不猛踩煞車。我知道這樣做很危險，而且有危險的是我，但可以把駕駛人嚇得半死實在是一大樂趣。但我就是無法改變我的行為，因為我根本不在乎我自己的人身安全。但這並不是因為我不理性，而是因為這些事情造成的後果對我來說，通常不會構成真正的「痛苦」。或許，我可以從挑釁汽車駕駛人或賠光自己的積蓄裡得到一點小小的快感，但最主要應該還是因為，這些情境在我身上引發的焦慮並不會強烈到讓我提高警覺。

我因為吃到腐敗或有問題的食物而食物中毒，次數已經多得數不清了，但我就是無法記取教訓。還記得幾年前，有一天我一覺醒來，赫然發現自己居然一絲不掛地躺在基督教青年會（YMCA）淋浴間的地板上。我記不得自己是怎麼到那裡的，但肯定是做了什麼傻事。一個人要是很清楚自己的底線，是不可能赤身裸體地暈倒在 YMCA 的地上的。我猜想，我大腦裡那個提醒我什麼時候應該要收手的開關大概壞了一半，只能開，不能關，以致於我的警鐘很難本能地提醒我已經走在剃刀邊緣，做得太過火了。當我做這些事情的時候，我並不覺得自己是被獎賞的誘惑迷得暈頭轉向，比較合理的解釋應該是，負面的後果對我來說並不構成什麼太大的威脅。

從以前到現在，我常常住在治安最糟糕的地區。因為這種地方租金便宜，而且不需要再額外投保意外險，有健保就夠了。我這麼做，讓許多親朋好友都嚇得半死，但這有個好處，就是朋友在幫我挑生日禮物或耶誕禮物時都不需太費心，反正挑防狼噴霧器、防盜鎖、汽車防盜器之類的東西就對了。還記得大學剛畢業時，我住在芝加哥一個許多嗑藥毒蟲的社區，但我不以為意，入夜還經常出去慢跑，由於附近不時會有槍聲響起，為了遮住噪音，慢跑時我會戴上耳機，還故意把音樂調到很大聲。前一陣子，我回到住處時被人搶劫——但這已經是第二次了，第一次發生在我搬進去之後沒多久。三更半夜，不管幾點，都會有陌生人來敲我家房門。（我猜這是因為，我隔壁有鄰居是個藥頭，這些人可能找錯地方敲錯門。不過這只是我的臆測。）

我的冒險犯難精神，最能表現在我對重型機車的狂熱。騎著重機，我彷彿覺得自己天下無敵，由於我騎車時的漫不經心，往往對別人和自己造成危險。有一次，我知道煞車已經快要失靈，不過我還是決定要騎去給技師修理，不願意負擔拖車費。結果，煞車在這樣的摧殘下完全喪失功能。那天還下著雨，機車店離我家好幾公里，更糟的是，快要接近的時候，還要越過一個位在擁擠十字路口上的一座橋，先要爬坡，後要下坡，在四線道裡面穿梭。悲慘的是，下坡的時候煞車完全失靈，前面是紅燈，我卻以近七十公里的加速度俯衝而下。我下決定把車輪往左撇，讓車身側面滑動，好不容易一直到對向兩線道，前輪頂到人行道才停下來。我抬頭看看前面房子的門牌，發現自己是在機車店的南邊，趕緊把車停在停車場裡，最後還是用停車煞車，才把重機完全停下來。這一切都在所有駕駛人的眾目睽睽下完成。

當時我覺得很自豪，我證明自己是天下無敵。不過，只要事情出了什麼差錯，例如我的車子飛到橋下，或因為強烈的撞擊而爆炸，我相信我也不會有什麼感覺。不過，我還活著，感覺非常良好。我不是說倒楣事不會發生在我身上。只是我不會覺得很糟糕。也許我會在事情發生的當下覺得懊惱或焦慮，但只要事情一過，我很快就會忘得一乾二淨，這個世界在我眼中就又充滿了希望。我不是超人，並不是對哀傷或痛苦完全免疫。

只不過我的樂觀和自我價值感實在強大，以致於我能夠一直透過玫瑰色的鏡片在看待這個世界。

雖然我對於苦難大多得以免疫，但我的兄弟姊妹和朋友卻不是如此。對於我的粗心莽撞，以及造成第三者的影響，他們有時頗有微詞。譬如有件事我至今仍記憶猶新。在某個飄雪的冬日，我站在大馬路旁，用顫抖凍僵的雙手去更換輪胎皮，一邊聽我哥哥在一旁數落我，罵我為什麼要自作聰明在數天前自己動手「修理」輪胎。我有個朋友在我的房子數度遭小偷闖空門後，苦口婆心地求我搬到別的地方去住，理由是，至少這樣比較安心。我告訴她別擔心，那次的經驗並沒有嚇到我，但她不肯罷休，繼續纏著我說：「就算不為自己，至少為愛你的人這麼做吧！」但我實在找不出任何可以說服我改變的誘因。碰到困境，我總是有辦法安然脫身，無論那意味著我必須向陌生人討錢，向警察求情，或編造各種謊言來掩飾自己的罪行。由於我總是願意玩大的賭注，而且我的霉運從來不會持續太久，因為我總能全身而退。更何況，不管從實際成本或機會成本（你原本可以冒的風險結果卻沒有去做）的角度來看，預防措施都很昂貴。我知道很多人都覺得，為了求「心安」（一如我的朋友所說）付出一點錢採取預防措施是值得的。但我不需要，因為不管我做什麼，我的心境一直都處在心安的狀態。這就是為什麼我從來不覺得自己有必要謹慎一點的原因了。

我自認為是社會病態人格者，我還經營了一個這樣的部落格，在過了好幾年這樣的生活後，我決定要接受正式的評估。原本我並不打算尋求專業診斷，畢竟，我已經讀過所有對診斷標準的批評。而且，我對自己的評估的信任程度，並不下於我對任何一個剛好擁有心理學學位的人的信任程度。但是最後，我還是決定要尋求正式的診斷，因為我不希望我的看法遭到讀者們懷疑。要是沒有正式的診斷，他們要如何相信我真的是社會病態人格者？既然我已經打算要冒險「暴露身份」，讓人家知道我屬於人類某個最受憎恨的族群，我何不乾脆讓別人更相信我呢？

我的診斷醫師，是約翰・伊登斯（John Edens）博士，他是美國德州農工大學（Texas A & M）教授，也是反社會人格研究領域的佼佼者，近幾年，包括《紐約時報》和公共電視台等媒體，都經常訪問他的意見。伊登斯博士擔心，他原本打算幫我施測的那套測驗，由於和海爾博士提出的那套以罪犯為主要依據的反社會人格模式有密切關連，再加上我沒有任何前科，因此我所得到的測驗結果可能並不正確，可能會低估我真正的社會病態傾向。

伊登斯博士給我做了好幾種心理測驗，其中一種叫做《病態人格檢核表篩檢版》（Psycho pathy Checklist-Screening Version; 簡稱 PCL:SV）。顧名思義，這套檢核表使用的檢核標準，和海爾博士當初提出的心理病態人格概念有歷史淵源。相較於修訂版，這個版本比較不仰賴受測者的違規和犯罪記錄。這份檢核表共涵蓋十二項獨立的評估標準，分數從0到2分，因此總分為0到24分。並分成兩個比重相當的部分，其中第一部分評估的是社會病態人格的典型人格特質和人際行為，前者如果不會對自己的行為感到愧疚、無法同理他人，後者如欺騙或浮誇；第二部分則側重於評估反常的社交行為或活動，如不負責任、衝動，和成年人的反社會行為等等。

在測驗的過程中，伊登斯博士還問到了我過去的衝動行為、攻擊行為和經常不負責任的行為，如打架或偷竊等等，儘管我並沒有因為這些行為而遭到判刑，但要是生活在不同的環境裡，吃官司幾乎是無法避免的事。伊登斯博士在診斷報告中提到，我的這些行為，幾乎都是為了追求刺激，而不是為了任何經濟利益或其他工具性目的。報告中寫道：「目前仍無法確知，湯瑪斯女士之所以能夠躲過警方的盤查，是因為她懂得如何避開麻煩呢？還是因為生活中存在了諸多明顯的保護因子（如高智商、高學歷，有家庭的支持及其他社經方面的優勢）？是僥倖呢？還是三者皆是？」在受測的過程中，我挖出了許多連我自己幾乎都快要忘記的故事，並一一說給伊登斯博士聽，例如我的家庭，我衝動莽撞的青少年生活，我法學院畢業後工作一直很不穩定，以及我後來如何開始自我分析，最後來到了他的辦公室。

我在PCL:SV的得分是24之19，雖沒有明確症狀，但根據手冊，18分以上屬於「有強烈心理病態人格徵兆」。我在個性的第一部份拿到12分，反社會的第二部份拿到7分。伊登斯博士評論說：「第一部份的最高分就是12分，拿到最高分代表存有顯著的感情與人際特質，這尤其是高度心理病態病患典型的特徵。」

這種線性的評分系統，與近期的證據一致。海爾博士說：「心理病態是一種度量（更多或更少），而不是一種類別（是或不是）。」得到高分表示有較明顯的反社會傾向，即使得分較低，「可能對身邊的人造成重大問題。就像測量高血壓的結果，測量值若遠低於標準，也可能表示有健康問題。」因此伊登斯博士再給我做了其他特別為社會病態人格所制定的人格測驗。其中最特別的當屬《心理病態人格檢核表》（Psychopathic Personality, PPI-R），這是一種自陳檢核表，受試者對問題加以反應，以標記個人生活史中各種被認為是心理病態人格的特性。這份檢核表除了提供一個全球性的心理病態索引地圖，還有八個次級量度可以評估得到更多特徵。伊登斯博士報告：「或許更值得注意的是，湯瑪斯女士的結果超越了99%的PPI-R次級樣本的標準資料庫，不分年齡和性別，更不用說這些發現與心理病態人格特性結構，具有高度關聯性。」

另外還有《NEO人格檢核表》，這也是一種自陳檢核表，伊登斯博士發現我的測驗結果與「女性心理病態人格特徵」吻合。最後，我還做了《人格剖析檢核表》（Personality Assessment Inventory），在這個檢核表中我的自我中心（egocentrism）和感官刺激尋求（Sensation Seeking）特質、人際支配、語言攻擊、自尊過度都很高。相對的，負面情感經驗（例如恐懼症、創傷後壓力、憂鬱症狀），人際關懷，生活壓力等的得分則非常低。

我喜歡伊登斯博士，他是個有責任感的人，天生會關懷別人。在我們的會面期間，他對我的行為感到很難過，我一度覺得他快哭出來。我記不清當時我們在說什麼，好像是在講我爸打我的事。我想，他擔心我的地方是，萬一診斷出來我真的是什麼「社會病態人格」，我的生命會發生什麼變化。當然，我從來不會擔心這種事，畢竟我原本就不在意自己的健康和安全，即使醫師診斷我為社會病態人格，我也不擔心事業和生活會有什麼影響。不過，我相信伊登斯博士明白我的想法，所以他才會那麼難過。

我們當時聊著，這些評量的設計，沒有一個適合用在我這種人身上，因為我會以自由意志來選擇診斷的結果。罪犯在某個制度架構下，會有動機要去說謊和扭曲自我剖析，尤其是在假釋的聽證會等情況。設計診斷評量的時候，會帶有一些健康的懷疑觀點，但如果有人的動機是想要被診斷為社會病態人格，該怎麼辦呢？伊登斯博士好幾次都抓到我在撒謊，想要看起來更加社會病態，不過他也承認，由於自誇而說謊，這一點也符合社會病態人格者的特徵。不過我並不是真的想要說謊，說謊很不優，我是很真誠地想要找答案和洞見，不過與陌生人相處才三個小時，能談出什麼？

每次懷疑自己是社會病態的人寫信給我，問我是否建議他們也去作評估，我總是說不必，因為風險太大了。對於社會病態人格，並沒有治療處方，因此作評估的結果，唯一的好處就是你了解自己的情形以後，可以得到內心的安寧。但是萬一證實以後，有心人知道你的記錄，可能將會對人生造成重大污點。因此，伊登斯博士對於評估的相關電郵總是特別小心，以防被駭客破解。

在幾次數小時的會談諮商後，伊登斯博士問我：「如果我告訴你，你不是社會病態人格，你會怎麼想？」這個問題從前我也多次問過自己，如果我把網誌停掉會怎樣？如果我停止尋求最新精神科學研究會怎樣？於是我回答：「我不知道。不過花了一整天的談話和交通，難道都是白費嗎？」他笑了。臨走的時候，他打趣說他的時間很寶貴，我欠他一個人情。我說我忘記帶支票簿。我們兩個互相取笑，說這果然是社會病態人格者會開的玩笑。

我對他會如何寫我的報告，一無所知，但我知道，我們共享的經歷告訴我們，對於社會病態人格者的研究不足，往往賦予他們惡人的形象，因此正名是非常重要的。幾個星期後，我拿到期待已久的報告，除了證實我的自我診斷，我也進一步了解到現代的心理診斷過程。

證實以後，最後的問題是，為什麼我們需要去證實？爺爺在我童年時期，在農場上養雞養羊。每隻雞幾乎每天都會下蛋，七隻雞就會下七顆蛋，我的爺爺照顧雞群仔細又勤快，他每天都帶著我收集雞蛋，教我學會如何像他一樣照顧雞群。他說，如果照顧不好，雞會吃自己的蛋，一旦雞嘗過蛋的滋味，就會食髓知味，到時候只能把雞給宰了。我不知道學會吃蛋的雞是否再也沒救了，不過我知道，爺爺這樣說是為了恐嚇我，好讓我每天乖乖照顧雞、撿蛋。有一次我不在家，爺爺生了病，沒辦法每天去撿蛋，等他的病終於好了，他到雞籠一看，到處都是破掉的蛋殼，雞已經學會吃蛋了。自此以後，每天的蛋總有短少，表示有雞已經愛上雞蛋的滋味，爺爺再怎麼想辦法準備好吃的飼料都沒用。

「我們怎麼找出那隻偷吃蛋的雞呢？」我問。

「你的意思是？」

「我們必須把那隻偷吃蛋的雞殺了。」

爺爺笑了。

「我是認真的，爺爺，有一隻雞在偷吃我們的食物，還佔著茅坑不拉屎，我們一定要把那隻雞找出來，然後把牠殺了。」

「我可沒時間坐在這裡找一隻偷吃蛋的雞，而且那隻偷蛋的雞也不是毫無用處，至少我照顧雞群和撿蛋變得比較勤快，也因此提醒我。大自然是現實而殘酷的，人也一樣。」

我對爺爺的解釋並不滿意，第二天早上我刻意起床去盯著雞籠，看見雞一隻隻到巢裡生蛋，然後有一隻雞過來用爪子翻動蛋，開始用喙啄蛋。我想要殺掉那隻雞，我知道要怎樣殺一隻雞，只要把牠倒吊起來，用我強壯的手抓住牠的頭，拿刀沿著血管割開，放手讓雞掙扎直到死亡，整個處理過程只需不到五分鐘。然而我並沒有動手，只是吆喝著把啄蛋雞趕走，把蛋都撿起來，走回屋子裡。

我想，雞群是否知道是哪一隻雞偷吃蛋？如果牠們發現偷吃蛋的雞，會怎麼樣？

第 3 章

遺傳還是環境？

我有很多兄弟姊妹，和我最要好的是我的哥哥吉姆。他在十八歲的時候突然搖身一變，成為「孤狼」（後來他說的）。有次他和朋友出門旅遊，身體不舒服，吐得倒臥在沃瑪超市的停車場。這個事件所引發的窘困和焦慮，他沒有告訴朋友，也不願進超市裡面弄乾淨，卻把內衣脫了，丟到柏油路上，一個人躲起來。大家後來好不容易在另一頭找到他，費了好大勁才把他帶回車上。旅遊的後半程變得很尷尬，他穿著一身髒衣服，怎樣都不換洗，更糟糕的是，他說話變得顛三倒四，三分不像人，幾天後才恢復原狀。對於當時究竟發生了什麼事，他一直閉口不談。

我認為吉姆的情形就是理智斷線。他對壓力特別敏感，即使是一件無足輕重的小事，他也會不斷發神經。好像一隻會在陌生人面前吠叫的狗，卻被腳踹得神經兮兮。由於這個原因，他接受縝密的治療，卻依然沒辦法像個正常人般行動，他的反應不是消極就是積極，再不然則是完全退縮，躲在殼裡面。有時候我看著他，心裡想著，這就是過度敏感（Empath）的人嗎？我無法想像自己有一天會變得像吉姆一樣，為何同一種情況會有兩種完全不同的反應呢？當我懷疑自己是否生而為社會病態人格者，或是由於童年經驗所致，我總是會想起和我完全相反的吉姆，他的感覺是那麼纖細。有明確的科學證據證實，社會病態人格者有強烈的基因因素。研究也顯示，一個人的社會病態人格特徵會穩定地持續一生。基因百分百相同的同卵雙胞胎，與基因只有一半相同的異卵雙胞胎，比較起來，更可能展現反社會人格特徵。我那喪失的雙胞胎另一半，很可能就是吉姆，我們相差只有一歲多，別人經常把我們倆搞錯。我們無論做什麼都在一起，因此可以說我們的成長背景和經驗是完全一致的，但我們的個性卻是天差地別。

在我生長的小城裡，有一個大公園，裡面有一隻水泥大雷龍，雷龍的身體大部分埋在沙坑裡面，從來沒有露出來，只有脖子和紫色的尾巴留在地面，對我們小孩子來說，最適合在這裡爬上爬下玩樂了。我和哥哥吉姆每天傍晚和晚上都在這裡玩，可以一連玩上好幾小時，過了母親原本應該來接我們放學的時間。這個公園就在學校旁，卻隔著一段距離，剛好不在學校監視器範圍內，即使有人發現，以為是家長沒有來接我們，我們也早已準備好一套說詞，「我媽在校長室討論我們的成績」或「我媽臨時有事，她已經叫鄰居幫忙過來接我們了」。不過事實上我媽從來沒有準時來接我們，我們也不知道為什麼，只是討厭陌生人管東管西的，所以我們說謊，即使太陽已經下山，還是告訴別人，母親就在附近。

我十歲的時候，吉姆十一歲的時候，一個豔陽天下午，父母帶我們去公園。那天一定是小學放假，因為我那些念國高中的哥哥們都不在。他們把我們放到公園就離開，我們繞著老朋友雷龍玩，攀爬牠的脖子，把手伸進牠黑漆漆的嘴巴，玩打仗和潛水艇遊戲。等玩累了，我們就一起跑到種滿竹子的水邊，假裝自己是越共，無聲無息地潛伏在叢林裡。

大約玩了一個多小時，我們回到停車處，剛好看見父母上車，我還記得看見父親幫母親打開車門，母親一如往常從容優雅地坐上車。看見父母已經準備好要回家，我和哥哥趕緊跑過去，剛剛玩打仗遊戲玩得很累，肚子餓了，想要回家吃東西。才離車子差不多一百多公尺，我們聽見父親發動車子，車尾燈閃起來，我們才明白車子要開走了，不過一邊跑一邊追的時候，我還沒想到父母要拋下我們離開，還扯著喉嚨大叫。我想，父母是不是一邊瞪著後照鏡一邊逃跑，就好像恐怖片裡看到怪獸在後面追。結果車子不急不徐地開著，我們兩個發狂地在後面追趕，一邊追還一邊大吼大叫，在人行道上像野獸一樣地跑著。

我們沿著公園追著父母的車子將近一公里，但是越跑越沒力氣，等到車子轉到大馬路，我們再也追不上，很快車子就不見了。

你停下來，不再追趕父母車子的那一刻，也就是你放棄希望的時刻。一、世界末日來臨，安全和信任瓦解。二、這是親身見證，隨著腎上腺素分泌減少，你的身體不再驅動，你完全失去希望。我們在路中間站著，心跳加速，呼吸急促，心裡好希望聽到煞車聲，車子回頭，但我們都不敢把自己的想法告訴對方，而是互相猜測他們離開的理由。或許他們忘記我們了，還是有什麼要緊事，或是突然失憶還是得了什麼病，可能兩個人在吵架等等。我們想要從他們的行為中尋找蛛絲馬跡，找任何的可能性，卻沒有合理的解釋。我們覺得他們應該不會回來找我們，事實上，我們知道他們不會回來，結果他們也真的沒有回來。

原本我們想要找路自己走回家，最後決定在街頭找尋生路。對我哥哥來說，這就像對父母不良行為的報復，好比小孩子三番兩次逃跑，是為了讓父母哭泣後悔。對我來說，我想要看看我們是否真的需要父母，因為我覺得一家人的想法其實是被電視和教堂灌輸，目的只是為了要我們每個週末在家做家事。

我們不必坐下來研擬一個生存計畫，也知道應該要補充糧食，所以我們兩個往高中走去，找到大哥停在那裡的車。吉姆用力把一個車窗掰開，讓我把瘦巴巴的手臂擠進去，大哥的滑雪旅程已經過了很久，但車廂裡面看起來就像是個滑雪裝備的藏寶庫。天氣變得有點冷，我們找到毛衣穿上，而且為了接下來的冒險歷程，我們還多穿上好幾件，以免沒有包包可裝。所以最後我們兩個都戴上幾頂帽子，幾副手套，幾件外套，這些衣物的尺寸明顯都太大。在南加州，這樣的厚重裝扮看起來很怪異，不過我們並不在意，因為我們即將面對的是長達好幾個月的生存問題。

我們都很餓，最簡單的解決方案就是去乞討，以這個方案來說，我們的穿著應該會很有幫助。我們想要找紙板和麥克筆，找來找去只發現筆記紙和原子筆。（現在每當我在街頭遇見乞丐，我都會奇怪他們怎麼找到粗的奇異筆，紙板，還能用剪刀或刀片剪裁成合適的長方形，不知他們的來源是什麼？）不過這裡是住宅區，到處是樹林，路上沒人沒車，所以我們穿著流浪漢式裝扮在街上閒晃，身上一堆衣服，留著汗踢石頭。過不了多久我們就覺得很無聊，又餓又累，決定放棄計畫。

那天父母棄我們而去，我從來不曾怨恨過他們。我不知道他們為何跑走，或許他們只想放開我們一會兒，或許他們已經考慮過，就算放我們在那邊，最差也不過是走路回家。要我生氣的話，我覺得他們最不該讓我們覺得他們不會跑走，自以為編撰「幻想小說」讓我們是一家人，就像其他普通家庭一樣，兄弟姊妹互相扶持，父母照顧孩子。我並不是說父母不愛我們，我知道他們以他們的方式愛我們，但此時此刻這已經不重要了，他們的愛對我沒有意義，他們的善意並沒有讓我比較好過，反而讓他們與真相隔離，讓他們活在黑暗的陰謀世界理，遠離道理和客觀事實。任何需要對親朋好友解釋的，不會留下看得見的永久傷痕的事物，卻都變得沒有人注意。

我生長的家庭和電影《天才一族》（The Royal Tenenbaums）很類似，丟臉的父親愛打人，冷漠的母親有時候會歇斯底里。家裡一共有四個兄弟姊妹，被訓練得好像國民軍。在成長過程中，我們自覺比別人優越，但只有自己的家人能夠了解我們，欣賞我們。

我父母很早婚，母親二十歲，父親二十三歲就結婚了。由於不正常的家庭因素，母親被迫放棄大學學業，回家後她就頻繁約會，想抓住一個男人帶她離家。我不確定她怎樣選中我父親，總之他們認識沒幾個月，母親就要他求婚。我大哥在他們結婚那一年出生，接著連續每年都生一個。

我父親是個律師，他在和我母親約會的時候，是在一間大律師事務所上班，後來他丟了工作，經營自己的小律師生意，幻想自己是《梅崗城故事》（To Kill A Mockingbird）中為正義而奮戰的律師阿提克斯．芬奇（Atticus Finch），有時候收取的酬勞是客戶烤的麵包，不過他不太牢靠，有時候我們去遊樂園玩，回家後發現家裡被斷水斷電，原來沒錢所以遲繳水電費。父親花很多錢在奢侈品上，我們卻沒錢帶便當，只好摘後院的橘子到學校當午餐。我十二歲那一年，他沒有申報所得稅，他的小生意已經一年沒繳稅，一直到了截止期限，結果最後他被查稅，使得我們一家所有僅存的經濟依靠也跟著灰飛煙滅。

我所經歷的這些經濟困局還不算什麼，相較之下，我父親虛偽的情感和道德，才是壓垮駱駝的最後一根稻草，教會我沒有堅若磐石的證據，就不要相信感情和任何其他事物。若說我有一副鐵石心腸，我相信這都是反應父親廉價的情感及不在乎品德的認定結果。

我不知道別人對我父親的評斷如何，但我知道，父親費盡心力想要在大家面前扮演一個好人，好父親，他自認為是一個值得讚賞的人，因此所作所為都圍繞著這個中心思想，他無時無刻都在記錄自己的成就，好像心裡塞著一個檔案櫃，無論什麼都要記下來：他的律師同事，客戶，教堂熟識，還有最重要的是他的投資大業。他要世人知道，他是一個樂善好施的大善人。

我父母最喜歡參加我們學校的音樂活動，我高中參加樂隊表演，有時父親會來幫我們控制燈光，母親在旁邊幫忙合唱，對我們這個鄉下小地方樂團來說，他們簡直是兩大台柱。有次我們太晚趕去一場音樂會，在路上我發現樂器忘了帶，不過，我父母並沒有冒險轉回去拿，他們沒有遲到，演出的時候，我站在布幕後面看父親控制燈光，母親合唱，絲毫不覺得我沒參加學校活動是一件怪事。

我父親發脾氣的時候，我覺得多數是他發現自己違背完美形象的時候，而不是我們做了什麼壞事。他這個人的所作所為，究竟是否完美，並不是太重要，重要的是他如何看待自己。在我們一家人團團圍坐，一起看悲劇電影的時候，他會轉過身，眼裡含著淚，告訴母親說：「看看我的雞皮疙瘩！」他很急於向我們展現他的感受力，要我們親眼見證，對他來說，重要的不是那些感受，而是向我們的證明。

在我八歲那年，有一天，我和爸爸一起看插播新聞，我胡亂批評新聞裡一個殘障的小孩，父親驚駭地說：「你有沒有同情心啊？」我問父親「同情心」是什麼意思，因為我從來沒聽過，可是父親卻以為我是怪物。其實很明顯，父親自以為是的感受和感覺，讓他以為自己是人類的模範，而我缺乏感情，損害了他的好名聲。

從這些簡單的小事裡面可以看見，我一點也沒冤枉他。我最早有記憶的夢，就是在夢裡徒手殺死他，夢境有些殘忍，我用門撞他的頭好幾次，看見他癱軟在地，不再能耀武揚威，我竊笑起來。這個夢是一個安慰，讓我知道，只要我想，我就做得到，而且我可以在夢裡練習和計畫殺死他的細節，細細回味，讓他永遠遠離我們的生活。

母親長得很美麗，我小的時候，我記得常常有人在路上稱讚她。母親年輕的時候很具有音樂天賦，她是鄰居孩子們的鋼琴老師，有時候她教學的收入甚至是我們家生活的主要經濟來源。每天放學後固定有三小時都是鋼琴學時間，上鋼琴課的學生川流不息，他們猛敲琴鍵，我們就去看電視或寫功課。我記得有一次坐在樓梯上等學生上完課，一邊批評他們的琴藝，一邊期望母親能多注意我一點。年度發表會的時候，我都希望她不要太過假意為那些學生的進步而高興，能夠編織這麼多美麗謊言來稱讚那些五音不全的彈奏，真是了不起的成就。

母親熱愛舞台燈光，母親是屬於舞台的。自從我的小妹誕生後，母親想要成為演員或歌手的野心終於爆發，她參加試鏡，得到一個專業劇院製作團隊的副角，每次她演出回來，依然陶醉在觀眾的掌聲喝采中，全身都散發出光芒。後來她在幾齣音樂劇和演奏會裡表演，終於成為一間電影公司的主角。

父親很熱中在我們教會的合唱團表演，附近的鄰居和朋友大家都會參加，然而母親的新事業正飛黃騰達，忙得沒有時間為他錦上添花，因此他認為母親為了外人的欣賞而不顧家庭，拋家棄夫。

父親想得沒錯，母親的確需要家人以外的關注，我覺得這可以填補母親心靈的空虛，讓她覺得自己除了是個母親，也是一個有用的成人。她追求夢想是因為已經放棄夢想，不再認為父親會成為一個有錢有勢的成功律師，孩子一個個接連出生，越長越大，也越來越難以駕馭，她有做不完的家務，盡不完的責任，把她唯一的呼吸和做夢空間都完全佔據了。扮演其他的角色，讓她有機會可以暫時遠離她的生活，讓她脫離孩子受傷和生病的牢籠。每個星期她有幾個晚上可以享受自由，變成另外一個人，得到美學的評價，不會總是終日為柴米油鹽煩惱。

每當家裡孩子有人生病，母親總是手足無措地哭泣著：「慘了！現在我該怎麼辦？」原本規劃好的行程，卻因此而失去大好良機，都會在她的臉上反映出來。她總是一邊倒茶一邊嘆氣，急促地催促著「你有沒有覺得好一點？」如果你沒有馬上好起來，就像對她的隨意自在生活能力打了一巴掌。

表演季或演出總是有結束的一天，她總是會感到深深地憂愁，甚至引發憂鬱症。她開車的時候心不在焉，我想像她的心靈不由自主地搜尋著登台時的榮耀和朋友們的歡笑，因此完全忽略路上的紅燈和交通號誌，讓她分心的事物還有其他的，就是當初如果她做了不同的選擇，如今是否可能有不同的人生。

母親的車禍意外造成我們生活的變動，除了提醒我們人終將一死，也告訴我們生命可貴。我尊重母親的反抗，不過我必須連著好幾晚餓肚子，或是我哥哥的頭撞到擋風玻璃，痛得要命。我好像從不曾因為她這些事而生氣，她只是想要好好生活，我們的存在只是她生活中的拖油瓶。想當然我父親會指著哥哥的額頭痛罵母親出車禍的原因，除此之外沒有人真正在乎哥哥的傷勢，大家照樣過日子。

不過我們生病的時候，母親有煮湯給我們喝，父親也為我們穿衣蓋被。母親前來查看病情，把手放在我們的額頭上，露出擔心的表情。她和父親睡前會親親我們。有幾次我不守規矩，父親用皮帶抽我，母親哭著阻擋。後來我法學院畢業，父親非常開心，我從沒見過他這麼高興。但他們的關愛總是陰晴不定，有時候令人反感，不但不能保護我，反而會傷害我。他們覺得安全無虞的關愛，其實已經妨礙了我的安適。

父母教會我許多事。我學會盡量減低別人對我的情緒影響，變得自給自足。他們教會我，愛是不可靠的，永遠不可以相信愛。

對於人類的天性，以及社會病態人格者的天性，這兩者是互為牴觸的。爭論這些「自然天性」，似乎反而給予社會病態人格者一個天生的免費通行證，使得社會能夠同情並接受這些人。這種爭論同時也暗示了一種可能，就是社會病態人格者可以透過辛勤工作和醫療來恢復正常，而虐待兒童會造成更多社會病態人格者。然而社會病態人格究竟是如何造成的，答案很複雜。心理學家和科學家相信是基因與環境交互作用的結果，當然遺傳因素是很明顯的，但環境卻具有引發基因表現和發展的決定性因素。根據心理學家丹尼爾・高曼（Daniel Goleman）所著的《社會智能》（Social Intelligence），假使基因不表現，就不會表現某些作用或行為。這裡出現一個有趣的問題，一個人的社會病態人格，究竟是因為天生帶有的基因，還是行為的表現？社會病態人格基因如何被引發，原因尚不清楚。就我而言，我總覺得自己處在一個恐怖平衡的狀態，隨時可以變換。如果父母對我的教養不同，是否如今我的生活會有不同呢？我經常有這樣的疑問。

最可能造成社會病態人格的環境因素，可能在一個人早期記憶形成之前。根據高曼博士，大腦要到二十歲才成熟，而人生最初二十四個月的快速生長期，卻是影響一個人發展最重要的時期。相對老鼠來說，則是出生後十二個小時之間，在這段時期，幼鼠得到母鼠越多的舔舐和餵奶，生存機率越高，聰明程度也越高，脾氣越穩定。相反地，若很少舔舐和餵奶，幼鼠智力發展緩慢，容易焦慮、發怒。科學家因此假設，相對於人類的狀況則是同情、協調和撫觸。高曼博士的研究，與精神科醫師和精神分析師約翰・鮑比（John Bowlby）領導，對第二次世界大戰孤兒的研究，最早發展的嬰兒情感連結理論，具有一致的結果。高曼博士與其他科學家都發現，若嬰兒時期沒有得到足夠的撫觸，生長發展就會出現阻礙，有時甚至會死亡。根據情感連結理論，在嬰兒受到挫折的時候，若無法得到照顧者足夠的反應，會變成一個脾氣暴躁、獨立、疏離的兒童，對照顧者和陌生人一樣漠不關心。長大成人以後，無法維繫長久的人際關係。

我還是嬰兒的時候，曾經有過特別嚴重的腸絞痛，這是一種不明原因的嬰兒啼哭，怎樣安撫都沒辦法。我的父母直到現在還抱怨當時的情形，說我是個折騰人的孩子，而且我跟哥哥吉姆的年紀又很接近，他們還要忙著照顧哥哥。

由於分身乏術，他們把我帶給家族其他成員幫忙照顧的時候，特別記得我總是從頭到尾哭個不停。每個阿姨叔叔都自認有辦法治我，最後都束手無策的投降。如今聽他們數落這些故事，除了表達我是個多麼難搞的小孩，其實還透露出一些線索，似乎他們很高興證明身為父母沒有任何錯誤的事實，一切都錯在小孩。我父親公開承認，他經常把啼哭不已的我放在空房間裡，任我嘶聲力竭地哭泣。到我六個星期大的時候，由於啼哭太用力，肚臍突出，他們才終於帶我去看小兒科。我不怪我父母，他們已經盡力了，一個難以照顧的孩子，自然得不到父母的關愛。

母親說，腸絞痛好了很久以後，我變成一個特別獨立的小孩，他們把我送進教會幼兒園的時候，我是唯一不會哭著吵要父母抱的寶寶，我會安靜愉快地乖乖待在教室裡玩玩具，等大人來接我，好像誰來照顧我都無所謂。或許我就像那些缺乏母鼠舔舐的小鼠一樣，生命中已經永遠失去了某些東西。

大腦在不同階段會學習不同事物，使神經系統同時成長發展。如果兒童錯失一些學習某種技能或認知的機會，例如同情心，他的大腦將永遠無法正常發展。最極端的例子是在野外求生的孤兒。《坦帕灣時報》在二〇〇五年七月曾經報導，警方將丹妮莉（Danielle Crockett）從她母親廢墟般的房子裡營救出來，他們發現丹妮莉被關在櫃子裡生活，裡面都是糞便，其中一個菜鳥警員還跑到門口嘔吐，連佛羅里達兒童家庭局的老鳥調查員也經不起驚嚇，爬回車上躲在駕駛盤後面，全身發冷汗。她表示：「不敢相信，從沒看過這麼慘的。」發現當時，丹妮莉是六歲，不過看起來只有四歲，還穿著尿布，不會說人話，不會走路，也不會自己吃東西。警察把丹妮莉扛在肩上，準備把她帶走的時候，她的尿布裂開，屎尿都流到制服上。她的母親在一旁尖叫：「不准帶走我的寶貝！」

丹妮莉的腦袋很正常，沒有遺傳的發展遲緩，但她的行為表現卻像一個心智嚴重受損的人。有醫生將她稱為「環境自閉症」，然而這位醫師卻認為「即使最嚴重的自閉症兒童，也會回應（擁抱和關愛）。」丹妮莉對人類毫無反應。「生命最初五年，腦部已發展85%，其中最重要的就是人際關係的發展，會幫助兒童腦部組織，使兒童學習到信任、語言發展和溝通。這是人類賴以與世界連結的系統。」

丹妮莉永遠不會變成正常人。幾年後，她學會自己上廁所，吃東西，但還是不會講話。有一個家庭收養丹妮莉的時候，《邁阿密先驅報》採訪問道：「你們的愛足夠改變她嗎？」答案是否定的。丹妮莉的腦部已經有太多窗戶失去了打開的機會，這些神經鏈結將永遠無法重新組成。

有時候我聽人們說，「我天生如此」。所以說自己是「社會病態」（註3）好像等於自誇天生聰明又帥。不過聰明和帥是屬於遺傳傾向，說話和走路也是，但這樣的野生孩童存在，提醒我們沒有人天生註定是怎樣的，每天因為大量的人際互動、營養、文化、教育、經驗等各種各樣的影響，才能讓我們發展成如今這幅模樣。

我天生有魅力嗎？生來就會害人嗎？如果我們不能確定，又怎麼會變成如此？我把一切歸咎於家庭的情感問題，我認為我社會病態的遺傳傾向之所以被引發，是由於我從來沒學會信任。特別是我父母陰晴不定的情緒，讓我學會不可以依賴任何人的保護。我沒有從別人的身上尋找穩定感，而是學會靠自己，因為人際互動是無可避免的，因此我也無可避免的學會了控制人心，尤其擅長引導或誤導人們的注意力，以達成我想要的目的。例如經驗告訴我，對別人的愛或責任感不必有所反應，吸引我的反而是明顯的情緒變化，像是恐懼或對愛的渴望。我把每個人都當作棋局裡的一個棋子，對每個人的世界我不感興趣，對他們繽紛的情感我也不想認識，相對於他們，我的世界是灰色的。或許因為我從來沒有想過每個人都是不同的個體，有獨特的命運，所以我對自己也沒有什麼感覺，也從來沒想過要探究自己。由於我的生活沒有組織架構，生命對我來說就是一連串的偶發事件，每天都只是隨機作決定。沒有我這種遺傳傾向的人，可能每天都要從生活經驗中尋求關愛來填補空虛，但我完全不一樣。

後來那天我和哥哥從公園走路回家，看見父母的車停在屋外，彷彿什麼事都沒有發生。我們進屋後，他們什麼也沒問，因為他們根本不管我們死活。我想，我們受的罪跟他們無關，是因為他們無感。我們的個性是溫順地接受，所以也從來不曾指責過他們。這件事好像從來都沒發生過一樣。我家孩子與別人家一樣安全無虞，他們到晚上便心滿意足地上床睡覺。

現在我已經長大，可以用更恰當的角度來審視我的家庭動力學（反映家庭成員彼此之間相互關係），我更堅信把我扶養長大的環境是使我發展社會病態的重要因素。許多兒童生長的家庭都有不可靠的父母、體罰、經濟問題等，這些情形其實並不少見，但我可以看見我反社會行為和心智狀況是在成長過程中受到刺激所引發，對我自己或對別人都沒有任何情感。不過，這裡有個雞生蛋、蛋生雞的問題：究竟我是因為對父親過份展示的熱情而開始不信任他，還是因為我根本就沒有良心，才會總是覺得父親很荒謬。

我不記得自己的想法是否曾經有什麼不同，但我的確有一種感覺或記憶，在四到六歲的幼年時期我的想法變得激進。現在我試著把我的想法描繪出來。你是一個行人，來到一個馬路口，上面有交通號誌。有時候你來到這樣的路口，看見紅燈，警告你不要過馬路。你可以遵照指示等待綠燈，或是你可以看看路上有沒有車輛，然後自行決定要不要過馬路。兩個決定都各有優缺點。第一個比較安全，也不需要花腦力。第二個比較危險，不過可以替你節省一兩分鐘，但最糟的情況卻可以將你送進醫院。但如果你很小心，今天節省一、兩分鐘，久而久之你就會累積節省幾千分鐘的交通。然而冒生命的危險闖紅燈其實是不受鼓勵的。

我從四歲開始就對這樣的事情有所感知，知道生命的真假。我可以決定自己的生活，運用我的時間、聰明才智、和健康，去得到利益或是去努力嘗試，也可以選擇排隊慢慢來。做這些決定並不困難，然而我的決定卻是完全反應環境，讓我能夠得到最佳生存策略，甚至可以功成名就。我選擇的方式，傾向於較大的利益。我選擇躲避人性直覺，而是運用思想、行動與決定的心智分析和高度覺知。

這些年來我卻質疑自己是否做錯了，我究竟能不能變成正常人。或許一般人對生命的想法才具有合理的正當理由，或許受到傷害最好的反應就是哭泣，而不是復仇。或許在人際關係中，愛比權力更具有價值。但為時已晚，我的窗戶早已關閉。

在我的成長過程中，家中成員都企圖把我的行為解釋為正常的，然而以前沒有社會病態這個詞，家人說我是野丫頭，可見我小時候有多麼不受教。你知道男孩發生淹水致死的機率是女孩的四倍嗎？男孩比較野，不謹慎，也比較衝動。我小時候從碼頭跳進大海浪裡面，那時沒人認為我是社會病態，大家都以為我只是個野丫頭。

我的早熟，是我關注成人世界的權力的解釋。兒童大多會心滿意足地活在自己的小天地中，因此我覺得那些不是我兄弟姊妹的同伴們都特別悶，特別無聊，我實在無法忍受。我和他們不同，我喜歡以各種角度學習世界運作的方式，微觀或宏觀都不放過。只要在學校或聽見大人閒聊什麼，例如越南或是原子彈，我就會花一、兩個星期熱心投入研究，想知道這些別人關心的話題為何如此重要。我還記得自己頭一次聽到 AIDS 這個名詞的時候，應該是七、八歲，那個時候阿姨來家裡照顧我。阿姨個性像小孩子，我從她和我父母的互動中知道，阿姨在外面是個微不足道的小人物（我早已明白世界上有很多這種人）。她自己沒有小孩，所以很寵愛我們（世界上也有很多這種人，請看被寵壞的孩子有多少就可以知道）。我們聽見新聞提到 AIDS，阿姨擔心得都哭了。我後來才知道，她的舅舅，也就是我的舅公，是一個病怏怏的同性戀，難怪她會那麼緊張。我問她什麼是 AIDS，她的解釋只能使小孩子滿意，但我可不是小孩子。我想要深入了解，而不是隨便打發就算了。所以只要遇到大人我就問（只有大人對我感興趣的東西有興趣），但人都取笑我，說我太早熟。但可沒人覺得我是社會病態，畢竟從沒人懷疑過我想要追根究底的動機。大家都以為我也是因為恐懼，其實我是想知道，為何大家一聽見 AIDS 就害怕得不得了。不過，既然他們不覺得困擾，也不認為需要大驚小怪，我的疑問也就無傷大雅了。

我只是個小孩，我的小世界不斷擴張，造成各種困擾，但我的家人卻假裝視而不見。我經常一個人低聲自言自語，好像是在進行一場服裝秀排練。我的父母忽視我對大人的踐踏欺騙和誘陷，不願意面對我對玩伴怪異的互動，我從沒交過朋友，對我來說他們只是遊戲的工具。我滿口謊言，我偷竊，但大多時候都是騙小孩把東西給我。我會偷偷潛入別人家，故意亂動家具擺設。我破壞東西，燒東西，傷害人們的感情。

我總喜歡玩大的，這讓我的生活精彩無比。如果有人要在游泳池比賽跳水，我會提出讓遊戲變得更好玩的方法，例如從屋頂上跳到水裡。如果我們假裝玩戰爭遊戲，我總會提議去偷走鄰居院子的雕像或擺設，然後我們把雜誌上面的字剪下來，編成一封勒索信送給鄰居。後果就是被打屁股，不過還好鄰居人都很好，每次都笑著原諒我們。

這就是我的經歷。由於我的所作所為並不危險或魯莽，而是無害又好笑，所以大人對我的行為總是一笑置之。我天生就會娛樂大眾，是個天生的小丑。我的舞步光芒四射，大聲講故事。如果當時就有Youtube，想必我早就被大眾所知。我的表現很有魅力，因此家人總忽略我怪異的行徑。他們以為自己是活在歡樂電視劇裡面，身邊有我這麼一個容易興奮的孩子，成天有想不完的點子。節目結束，大家就聳聳肩，笑一笑，搖搖頭。

但是由於我的行為沒有上限，未經篩選，因此我的魅力裡面參雜的是拙劣與擾亂。興致一上來，我可以讓大家都開心；然而有時候興致過頭，我過於想要引人注目，導致使人不愉快的怪異局面。如果身邊沒有人，我就一點也使不上勁，恢復正常，我甚至可以消失，再也沒有人能發現我的存在。

我是個知覺敏銳的孩子，但除了使人們感覺有趣，達成我想要的目的以外，我無法與他們建立正常關係。我不喜歡別人碰我，我拒絕別人的關心，唯一例外的是暴力，我需要暴力。有一天，我念小學的好朋友爸爸來學校，他把我揪出來，嚴厲地告誡我不准再打他的女兒。她是一根瘦竹竿，全身皮包骨，臉上總是傻笑著，好像很討打的樣子。我並不認為自己是在做壞事，也從不認為這樣做會傷害她，更不知道她原來不喜歡。

我不是個一般孩子。大家都清楚。我也知道自己不一樣，但我如何不同，又為何不同，沒有什麼對比標準。小孩都是自私的東西，但我可能更加自我中心。也許我只是更善於達成自私自利的結果，不受良知和罪惡感的拘束。雖然年幼無知，我卻發展出個人魅力，能說服別人努力來取悅我。我把生活中出現的人，視為物品，像二維機器人（利用二維碼操控的機器人），沒有互動的時候就會自動關機。我喜歡在課堂上拿高分，因為這代表我屬於聰明的一群，其他小孩沒辦法得到我的特殊待遇。我小心翼翼地守住行為端莊的界限，為了害怕被識破，我還準備了一個可憐兮兮的故事，以博取同情。為了避免過度操弄幼稚，我的行為裝作與其他小孩沒有兩樣，至少還都在我的天賦聰明才智的控制範圍內，沒有被發覺。

擁有權力與力量的感覺多麼美妙，失去的感覺卻又多麼難過，我所有的知識都是向父親學習而來的。我與父親的關係，就像一場權力與力量的角力。父親在家庭領域裡面稱王，我卻在底下偷挖牆腳。我不乖的時候常常被父親打得鼻青臉腫，但我從不反抗。

對於處罰唯一耿耿於懷的是，父親自認在這場權力競賽中是優勝者，但我知道他高興不了多久。如果你被所愛的人施暴，你會變得比施暴者更有力量。你激起的反應，是施暴者所不能控制的，如果你明白這個道理，在與施暴者的互動中，你就能隨時利用這個優勢。對注重形象的父親來說，威脅要揭發他的暴力行徑，就是最大的折磨。譬如我會在上教堂的時候，臉部表情扭曲地坐下來，等到目標人物來關心我，我就故意對父親投以深遠的目光，看他對我的反應擔心受怕的樣子，我不能不老謀深算地說，被打是最好的事。父親的罪惡感和自我厭惡，是我最大的武器，持久力甚至超過我身上的傷痕。

父親經常對我們提出離譜的要求，他會在我們的房門上貼紙條，上面寫「築籬笆」、「修理水槽」等，讓我們一起床就能看見。對於父親不合理的要求，我已習慣，他似乎只是在看看我們敢不敢反抗，或是夠不夠聰明，能夠有力量或智慧來解決問題，不過這其實是我的自我要求，想把事情做好，相較之下，父親一事無成。我善於經營謀略，這就是我在家庭裡的定位。

他自認我的成就來自他的遺傳，因此他很自傲，不過他很討厭我，因為他最不高興的就是我對他的自吹自擂從不買帳。他對於公民責任和成功的定義，對我來說完全無感，因為我懂的比他更多、更好。無論是打棒球、練樂團、上法學院，我都比他更傑出：我自有一套生存法則，無須對他言聽計從。

在我十幾歲的一天晚上，我和父母一起看完電影回家，結果我們在車上爭執起來，他覺得結局是在呈現如何克服人生困境，我卻覺得只是在說人生毫無意義，就像我當時的生活一樣。和同齡的孩子相比，我的青春期更加易怒，充斥著矛盾和衝突，雖然殘酷卻老謀深算。

我不怕和他吵架，我早就做好打算，無論如何絕不讓步，特別是他那些狹隘的觀點，只是自私自利的扭曲。車子駛近家門，他還不打算停火。我說：「隨便你愛相信什麼」便一副不在乎的樣子，進入房子裡。這麼做經常會激怒他。

我知道他不會善罷甘休。他不能接受女兒竟然不聽話，對他不理不睬，因此追著上樓。

當時我父母的關係不好，經常有摩擦；父親耀武揚威，母親則故意倒在浴室地板上發瘋，我們擔心她有事，她卻回答莫名其妙的話。

「媽，你還好嗎？」

「你說我好嗎？」

「你沒事吧？要不要我們幫忙？」

「幫什麼忙？幫幫忙！」

有時候他們吵架，母親老愛用他們床頭那排自救叢書裡面的方法，其中一個是：「我要關上窗戶不理你」，意思是，母親拒絕受到父親的影響，結果反而使父親更生氣。回想起來，我真的很想知道，害這麼多讀者鼻青臉腫的所謂自救書，罪魁禍首作者究竟是誰？父親對於故意忽略他的反應會特別激烈，假如母親在他面前關上車窗不理他，保證車窗玻璃立刻破掉。

那天晚上我們回家之後，繼續對電影的爭執，雙方口氣越來越激烈的時候，我說了一句：「我要關上窗戶關上不理你」，就跑到樓上的浴室，大聲甩門鎖上。

我知道這樣做會讓他生氣，他很討厭這句話，讓他錯覺家裡除了母親，連女兒都敢不尊敬他，不感激他，竟然還藐視他。我也知道他討厭人家鎖門，我是故意氣他的。不過我也的確需要去上廁所就是了。

很快地，他就來敲門，我覺得他的臉孔在門的另一邊變得越來越漲紅，因為憤怒而變得猙獰。我卻事不關己地在裡面等待他離開。他耐不住性子，開始喊叫：

「開門！」

「快開門！」

「立刻開門！」

他的叫聲越來越大，怒氣也隨之增長，接著安靜了一會兒，彷彿在醞釀著什麼，突然，門發出巨響碎裂，這時我反而想到門的強度不知道能不能撐住這一劫，想必工匠在設計這道門的時候，沒想過有一天要承受這種程度的家庭暴力。我想，不知道這門還能承受多少父親的搥打，同時也思量著自己危險的處境。不知道父親打穿這道門的時候，會對我做什麼？他會抓著我的頭髮，把我拖出浴室嗎？還是會踹我的肚子，吼著要我同意他對電影的評論？我覺得很荒謬。

我坐在浴缸邊靜靜地等待，巨響引發我的腎上腺素分泌，使我心跳加速，變得對聲音更敏感，使我的視野變得狹隘。我靜靜地感受這一切。我消極地忽略這些身體反應，抵抗緊急應變的生理反射，我的情緒看不出有任何恐慌。在這樣的情況下，原本不是應該要恐慌嗎？我為何感受不到？恐慌的人應該如何反應？在這個緊急的時刻，我沒有選擇，只能束手觀看事情的發生。

這時父親已經在門上敲出一個大洞，看得見他的手發腫流血，我雖不在乎，但我知道他的另一個女兒很在乎。然而我不太高興他受傷了，因為我知道他故意忽略這些傷害和痛苦，因為這樣做會為他帶來滿足感。浴室門不是唯一一座被父親拳頭打破的門，走道另一頭大哥臥室的門，也在我們的童年生活中累積了幾道傷痕，還有主臥室門也留下與母親爭執的痕跡。家裡的牆壁，更有父親不滿家庭成員，敲擊所留下的痕跡。

父親不屈不撓地把浴室門上的洞越挖越大，終於可以把頭伸進來。我只記得自己確認了他的醜惡臉孔，在刺眼的浴室燈光下，他臉上的汗水發出閃光，但他卻沒有像我想像般地怒目而視，而是張嘴笑著，露出一排白牙。他興高采烈地問我：「你以為你能關上窗戶不理我嗎？」

當時我臉上的驚奇，想必已使他滿足。

他縮回身體，洞外的他已經怒氣全消，原本我帶進浴室鎖在門裡面的力量，隨著他看見我眼裡的煩憂，也跟著消失殆盡。

他走進來，打開藥櫃，取出紗布藥劑包紮傷口。父親年輕的時候做過緊急醫療救護，對自己的急救能力很有自信，自然會慎重包紮自己的傷口。在他全神貫注的時候，我趁機溜出浴室，下樓跑出去，躲在黑漆漆的屋外。

我躲在那兒調整呼吸，思考接下來該怎麼做。我並不害怕，我知道，在浴室的十五分鐘，已經改變了我的一生。突然，我變得再也不在乎學校的數學作業，只想要進行一場攻擊行動。我跑出來的時候，在架子上隨手拿了一枝榔頭，趕緊躲在樹後，把尖爪部位高高舉起，決定不管誰追過來都要把他殺死。

隔了一陣子，我聽見大哥在叫我的名字。我沒回應，只是側耳傾聽，他掉頭回到屋子裡。過了幾分鐘，他又走出來。

「沒事了，有人來了。」

「很好，有人證。」我想。但我知道父親已經不再計較，他受了傷，嚇唬了我，有可以展示的傷口，已經得到滿足，鬧了一晚也夠了。

母親打電話請教會事工來安撫父親，因此整個後半夜父親就在懺悔，我們兩個戲劇性的行動，為他的悔罪增添了不少滋養。於是我把榔頭丟掉，溜回屋裡。

浴室的門就那樣放了幾個月，後來父親把破門拆下來，丟到角落院子一處堆積廢棄物的荒地。吉姆先發現，叫我下來看，我到的時候他已經走了。

我在那裡看了一會兒，吉姆隔一陣子回來，還帶著兩個大傢伙，一個丁字鎬，一個大鐵錘。吉姆讓我第一個下手，然後才加入和我一起把門砸成稀巴爛。毀滅的震撼力量使我幾乎無法呼吸，消除這個物體的欲望激起了我的憤怒，一股憤怒驅趕所有我從家裡得到的安全感，全部煙消雲散。金屬撞擊木頭，手臂震動的疼痛，都令我覺得美好、強大。

父親當時在破壞門的時候，我不知道吉姆在哪裡，要是他在家，想必不會出來制止。我不指望他會站出來，他不夠強壯，我也不敢要求他做這種事。事實上，我照顧自己的能力比他強多了。

然而，我可以讓吉姆因此對父親產生永久的恨意，這是我對父親最好的復仇。有時，兄弟姊妹彼此的愛，跟從小照顧自己的父母相比也無法超越。

家族成員並不認為我是兄弟姊妹中最聰明的，但我卻是最無拘無束，不受情感和道德約束的。由於我對權力結構和操弄的信仰，我自然成為各種資源分配調度的指揮中心。我與一般排行中間的「安靜」孩子不同，我喜歡權力，喜歡在不同陣營和派系之間衝橫。但我個性非常冷靜，就像有錢的中立國瑞士一樣。

我的兄弟姊妹關係緊密，並非由於親愛，而是具有一般家庭成員合作達成群體成功的欲望。大家為了生存，群策群力，然而對我來說，我所有的行動都是為了我個人的生存。就像中立的瑞士是財富和權力的集散地，它的利益不是歐洲，而是自己。假使我的家人不是我的基本快樂所需（每個人帶給我的快樂依程度有所區別），我可以在一眨眼間犧牲任何一個。這個想法在我和吉姆砸爛那個破門的時候，變得很清楚。我認為我們就像木頭筷子，團結才有力量。不能只說我愛他們，這樣說不僅模糊焦點，也不夠完整。我想要有他們在身邊。

表面上看來，我的家庭就像一個正常的美國家庭，孩子們的視野狹隘，對外面的世界毫不關心。我們每天的生活就是互相關愛，愛父母。我們遊戲，讀書，在院子裡建造東西也毀壞東西，到樹林裡探險也毫髮無傷地回家。

我們一起受傷，一起療傷，雖然每個兄弟姊妹都有自己對傷痛的不同反應模式，但我們都具有同樣癡傻的韌性。就像我們曾祖父熬過美國經濟大蕭條那段時間的韌性。除我以外最堅強的要屬我姊凱薩琳。她先生覺得她比我更像社會病態人格者，這是有原因的。凱薩琳可以鐵石心腸，工於心計，她的孩子敬畏她，在他們家，不容失敗。她從未想過要有孩子，卻在婚後一年多的短暫時間裡，有了完美基因組合的第一個孩子。第一個孩子照書養，凱薩琳完全遵照育嬰指南進行軍事化管理。她這麼做彷彿是想要重新活一次，自行創造塑型一個更好的童年。

我知道凱薩琳一直怨恨父母，總覺得沒有得到公平待遇。他們從未參加她的舞蹈發表會，或是擔任她擔綱演出戲劇的志工。我經過很長的時間才知道，這些事物構築了她所認知的世界，父母的失誤直接造成她自我價值低落。由於這樣的評估方式，她發展出一套修正的標準，對於是非道德有絕對的認知。凱薩琳將道德強迫化了。

這就是我和她的分歧點。她將所有操弄的能量，投入自認所謂的好壞，我與她截然不同，我只活在當下對我最有利益者。我把目標放在能引起我興趣的人物，她卻專挑爛蘋果，以為這樣就可以看見光明（她的標準）戰勝邪惡。如果我的自我形象是非基督的異教神明，她就是復仇天使。我認為，她的神劍總是急著想出鞘去斬奸除惡，只要發現目標，她總是會向不公不義挑戰。她這個特質對我非常受用，有時讓我覺得我們倆簡直是所向披靡兩姊妹，同伴們都對我們又怕又佩服，只要我稍加暗示，她很容易就掉入陷阱，對我所謂的「案件」發動攻擊。例如她準備發表高中畢業演說的那一次，我說服她好好運用這個機會，給「捉弄」學生的學校權威來一場惡作劇的挑戰行動。後來小妹蘇西上高中的時候，還遇見幾個被凱薩琳和我對付過的幾個殘存老師。凱薩琳會強迫性地想要糾正錯誤，我則是不計一切代價要贏，因此有時候贏了面子卻輸了裡子。

無論我犯下什麼罪行，吉姆總是不會缺席。雖然他比我大，我卻像個姊姊。他很容易被操弄，很可愛，從來都不需要我威脅。他唯一犯的錯，就是讓我為所欲為，我們自然順理成章，變成最好的搭檔。可是跟吉姆一夥也有個問題，我一向習慣不長久，父母不可靠，所以靠人不如靠己。有時候在家裡很難過，我總是會想，要不是還有吉姆，家裡真的沒什麼好依戀的。

有時候我會想，如果沒有吉姆，我的生命會如何？我擔心所有的一切會消失，因此運用理智分析來預防這件事。我們會在一起討論好幾個小時，關於長大成人以後的生活，我們計畫要在哪裡生活，怎樣掙錢，每天要做什麼。有一段時間我們打算要開一家火車模型店，在模型鐵道周圍建造城市，紅黃藍的火車繞著軌道一圈又一圈奔馳，永不停歇。後來又變成要玩音樂，看是要組樂團還是什麼都可以。

吉姆是我童年生活的依靠，我總是自私地對他予取予求。要是他想跟我玩遊戲，我就要他付錢，有時候他會拒絕，但大多數他都會答應給我。我知道他不會拒絕我，他太想和我玩了，也不在乎被我利用。在我面前，他毫無辯駁力，總是招架不住我的發號施令。

他很怕我會生氣，相反地，我卻從來沒有想過會傷害他的感情。有吉姆這個哥哥作擔保，我開心地為所欲為。不過他有時不太有用，畢竟他心腸太軟，敏感又容易衝動，然而我們立場堅強，我的敵人就是他的敵人，遇上的時候他絕不退縮。

我的大哥史考特是個四肢發達的惡霸，連自己的兄弟姊妹也不放過，我們討厭他的蠻力，稱他蠢哥。每次史考特發威，吉姆都幫我擋下來。由於吉姆天生懦弱，往往史考特都會衝著他來。每次脾氣一上來，史考特都會失去理智，不考慮他的殘忍會造成別人什麼影響，從沒想過自己如此對待吉姆，是否會有負面作用。在這方面，我與史考特很像。

我雖不喜歡史考特，但他對我有利用價值。他教我學會，身體的力量會造成心理的威嚇，也教我學會運用力量的運動和遊戲，例如我們會拿滑雪手套來互相搏擊，假裝我們是世界摔角聯合會 WWF 的摔角選手。我比較矮、速度快，史考特和我對打的時候，把我當作正常敵手，沒因為我的體力和年紀而放水。我和史考特兩個會一起想一些激烈的暴力遊戲來玩。

吉姆則不同，他天生不喜歡和我們打鬥，所以最後往往只能抱住臉，躺在地上，被我們打。我不知道他是否覺得自己沒有選擇，只好被我們打，或者這就是他的選擇。但我知道我不要活得像吉姆，我做不到。對我來說，吉姆的選擇總是不好或情緒化，他的行動沒有理性，我看著他，對他的情緒世界越來越不在乎，也對於我自己和別人的情緒越來越無感。

不知從何時開始，我和大哥史考特突然發覺，吉姆太脆弱，不能再打他。從此以後，我們了解必須保護吉姆，否則他無法抵擋命運的打擊。我和史考特屬於強者，照顧生活。

起初，我們的拳頭打在吉姆身上，然後停止打他，最後我們開始幫吉姆擋拳頭。現在為他遮風避雨變成我們生活的一部份，意思是說，從他青少年以來，我們便一路幫他到買車買房，還幫他付貸款，我們擔心如果不幫他做這些，他就會完蛋。

吉姆和我完全不同。我們很親近，面對相同的挑戰，我們選擇了完全不同的道路。如今我的反社會行為個性，卻在我成長期間為我做出最好的選擇，我也有意識地發展我的反社會行為。我和吉姆年紀相近，從他的經驗學會避免錯誤。我認為他敏感的情緒是他的弱點，從他跌倒的地方，我快速成長；我要求，他給予。我為自己的前程奮鬥，他從不拒絕或抵抗別人為他選擇的未來。我想，為什麼他會想要過那種生活？他太在乎我或父親的感覺，把我們的感覺放在第一優先，不顧自己。

我經常想，如果能對具有社會病態基因的同卵雙胞胎，進行控制實驗，一定很有趣。我會把他們一個放在「壞」環境，一個放在「好」環境，撫養長大，可以得到基因的真實作用。有一次我讀到有個想法瘋狂的醫生，他想要知道基因在性別發展方面的作用。有一天他得到機會，遇見一個同卵雙胞胎其中的男孩，陰錯陽差之下，這個男孩的陰莖發育不全。醫生說服孩子的父母，最好動手術把陰莖完全割除，然後把孩子當作女兒來撫養。父母同意了。從此以後，「她」就在雙性之間掙扎，直到有一天父母說出實情，

「她」揚棄女性身份，開始以男性的身份過生活。我想，不知「她」對自己的同卵雙生兄弟，有怎樣的感覺？「她」會想，「如果我是我兄弟，我會怎麼樣……」有時候我覺得吉姆會不會也這麼看待我。不過，由於他是個敏感的過度同理心者（Empathy），我想他比較可能是在可憐我。

我們兄弟姊妹之間很親近，親近得近乎殘忍，殘忍是我們的天性，因為沒有人會像我們一樣，坦承對待彼此，爭著揭發醜陋的真相。如果要我們評價家庭成員，給予有親和力、聰明、敏捷、墮落等評語，我們立刻就能說出來。家裡除了我以外，沒有人是社會病態者。但我們一起成長，擁有相同遲鈍的洞察力，對於道德不屑一顧，彼此心照不宣，對外界一律排斥。

有時我們沒有興趣與家庭成員以外的人做朋友，我們對家人的朋友或未婚夫、未婚妻來拜訪，沒有什麼感覺，也不想交往。一次父親邀請一位年輕人來吃晚餐，大家在餐桌上不發一語，沒有招呼他。吃完以後，我們都到另一個房間去打電動，沒有邀客人一起來玩。父親唸了幾句，我只是陳述事實地說，我們想要他離開我們家。父親說我們「狠毒」，說這樣會傷害別人。他根本講錯了，我們不會去傷害人，那樣很麻煩，其實我們只是對別人沒有想法，只在乎我們兄弟姊妹自己。也許這是一個生態演化的必備方式，以保存我們的基因，使我們彼此好好活著。或者也許是一個結盟已久的作用，來保證每個成員個體的生存。我說不定。無論我們有多麼與眾不同，但有一點是確定的，我們團結一致，也從團結之中獲得利益。

我們是摩門教家庭，從小就擔心世界末日，好不容易長大成人。無論世界末日是冰河慢慢降臨，還是核彈瞬間爆炸，我們都會守在一起，不會有人獨活，一生背負罪惡感。我們每個人在家裡都有定位，依照不同的用途，熟練而有效率地盡自己的一份責任。我們在一起可以改建房屋、挖陷阱、做奶油、發射槍彈、滅火、破壞名譽、縫衣服、操控威權。我們幾乎人人都能熟練操控槍枝、弓箭、刀叉、拳頭。要是有人打不過敵人，只能算運氣不好。不過我們並不野蠻。我們家總是充滿音樂，兄弟們彈鋼琴，姊妹們在階梯間跳舞。無論我們如何醜惡，還是擁有幸福快樂。

我們家也不缺乏關愛。我們很有默契地互相關懷，若有必要也會延伸到外人。表面上家人都接受我，也沒有質疑我童年的所作所為，但我知道大家都很自責，以為我的變化是因為他們的所為或有所不為。

對我父母來說，他們一直否認我有任何問題，因為他們內心深處一直認為自己做過什麼不可挽回的事。從出生以來，他們就認為我是個麻煩，在這樣的教養下，只會讓我越來越糟糕。我的野丫頭個性，讓他們很擔心我會變成女同性戀。我的暴力傾向、偷竊和縱火行為，讓他們害怕我會變成罪犯。我想，是我小時候的腸絞痛問題，造成我們親子之間關係的變化。不過，無論怎樣照顧我都沒用，我的高分貝哭喊，顯示我已將父母定調為不適任。自嬰兒時期以來，我就沒有休息的時候，總是毫無理由地發脾氣，他們又驚又氣，不知該拿我怎麼辦，以為我中了邪，已經非常嚴重。

假使我出生在現在，想必小學老師早就督促我父母到校深談，要求他們帶我去做心理評估。事實上，我一直到十六歲才去看心理醫師，那時母親已經脫離父親的獨斷獨裁，在情緒上得到解放，她過份積極地要幫助我們也獲得「情緒支援」，但我是家裡唯一她認為已經受傷過度，沒有必要尋求專家協助了。後來她發現我不只是自大莽撞，還沒有感情，因此再也不帶我去看醫生，所以就真的沒有希望了。不過一切已經來不及，我變得比醫生還會算計，所以無論接受治療與否，我再也不會改變。我已經選擇將世界視作零和遊戲的輸贏機會，我會用盡一切機會從中獲益。

我將學到的所有關於人們的驅動力、期待、欲望、情緒反應等，都放在心裡，來日再利用。對這方面來說，心理治療讓我很受用，因為我學會假裝，知道一個正常人在何時何地該有何種反應，這使我的操弄計畫的層面更擴大。特別使有價值的資訊去蕪存菁，我已經內化弱點可以原諒任何事。我把自己有形無形的弱點拿來獲利。心理醫生的工作就是幫我找出問題，他們在所有問題背後，都幫我找出相對應的心理創傷，因此在青少年時期所度過的心理治療，為我找出許多可供利用的誘惑和剝削策略，而學校就是我拿來實驗這些策略的地方。

註3：社會病態（sociopath）與反社會（antisocial）的差異，請見第2章62頁。本書第3章開始統一使用社會病態。

第 4 章

天生掠食者

當部落格網友問我，怎樣才能知道自己是不是社會病態？通常我會問對方的童年，是否經常置身團體之外，無論是與同學或家人相處的時候，彷彿有一道無形的牆壁，將你與他們的情緒隔絕？你是否能直覺感應到同學、師長、家人之間的派系權力流動？你不在乎歸屬感，只要你想要，就可以進入任何團體，操弄人群？或許，你是披著羊皮的狼，資歷尚淺，還沒有察覺自己是個社會病態。

我的童年唯一的不同，在於我的童年根本沒有開始，也沒有結束。從很小的時候我就特別注意各種小事，別人在練習玩球，我在學習玩人。我並不詭計多端，我只是把朋友當成抵押品，拿來得到他們的玩具和其他獲利，這不需要什麼精心設計的花招，不像幾年後我所做的事。我只是做最少的需求，就可以巧妙地讓人們心甘情願地給我想要的：家裡的糧食不夠，我中午卻可以飽餐；父母不在，也有人接送我回家；在熱門地點舉行的生日宴會，窮酸的我也得到邀請。其中我最想要的就是人們的恐懼，掌握了恐懼，我便掌握了力量。我對大多數人所在乎的事物，例如別人或我自己的健康，卻不屑一顧，這讓人不知道該如何對待我。像是我打了一個同學，對方哭叫著說嘴唇破裂，我只是冷冷地站著看，等看夠流血和表演，我便走開。我跟其他孩子一樣，都很喜歡糖果玩具，但這些東西不會讓我中計或被打小報告，所以我不會跟其他孩子一樣，與其他人分享或輪流。

我的目標不只是小孩。大人都會相信小孩，特別是因為小孩的臉上總是藏不住情緒，也特別是因為小孩容易成為大人欺騙或虐待的犧牲品。我知道受害者的小孩，看起來是什麼模樣。他們張大眼睛的表情很滑稽，先遲疑一下，然後慢慢反映出現實的狀況。（那個開卡車的男人會送免費糖果，他是好人嗎？還是有什麼陰謀？）他們小腦袋瓜裡面轉動著，嘴巴半開半闔，驚懼的樣子出現在圓滾滾的柔軟臉龐上，明白之後，悲傷漸漸蔓延，臉孔垮下來。他們都是受害者，而唯有你這個大人，可以解救他們。有時候我會在鏡子前面，看看能不能也擺弄出受害者的表情。

我操弄大人的技巧，比操弄小孩還要高超，因此我經常懷疑，如果孩子有社會病態，其實是很容易被發覺的。由於大人不會仔細調查小孩的行為，他們距離孩子的世界已經太遠、太久，早就忘記孩子原本應當是什麼模樣。他們雖然不太了解小孩，卻依稀記得自己小時候曾經被誤會的情形，因此他們很小心不希望重蹈覆轍，對於特殊的孩童行為，採取較大的寬容和寬鬆的標準。對於放學後小孩喜歡蒐集蟲子，大人認為不過是童年時期的單純表現，但對同伴來說，大家反而很快就能指出某人很變態。

大人不易覺察孩子的社會病態，因此經常會爭論究竟孩子是否有社會病態。平常很少聽到有小孩像電影《壞種》（The Bad Seed）裡面的小女孩那樣可怕。我讀過《紐約時報雜誌》裡面有一篇文章〈你可以說九歲的小孩是心理病態嗎？〉作者描述一個名叫麥可的男孩，自從弟弟誕生以後，就把家裡搞得天翻地覆，父母不知該拿他如何是好。每當有任何小事打斷了他的作息，例如叫他穿鞋子，他就會暴怒踢牆、搥打，對父母大吼大叫。他母親試著和他講道理，提醒他曾經與父母的約法三章，他會突然靜下來，冷冷地說：「所以我看是你們沒想清楚吧？」另外還有一個九歲男孩，在旅館把自己的弟弟推下泳池，然後拉把椅子坐下，看著弟弟沉入水底。大人問他為什麼要做這種事，他回答，只是因為好奇。他不在乎處罰的威脅，只希望成為大人注意的中心。

類似的行為只是例外，對大人的粗淺眼光來說，然而事實上，典型的兒童社會病態行為還要更加微妙。紐奧良大學的兒童心理學家保羅．費立克（Paul Frick）解釋，有社會病態行為的兒童，在做壞事被逮到的時候，比較沒有悔意。例如一般孩兒擔心被抓到偷吃餅乾，會產生左右為難的感覺；他們既想吃餅乾，又擔心偷竊是不好的行為。但社會病態兒童卻沒有類似的煩惱，他們只擔心自己會被抓到。連訪問麥可的紐約時報記者，都驚訝於孩子的正常。記者說：「我進他家的時候，心裡想的當然是幾十年來過著罪惡生活的社會病態者，才會被我們注意到。我以為會看見一個類似情形的小孩，這樣想當然有點荒謬，即使是有心理病態的大人，也不見得每個都是罪犯。」

愚弄大人對我來說從來不困難，反而是玩伴們對「正常」行為的同質性，具有更為嚴格而敏感的要求。我雖然幹得不錯，但不是沒有把柄，逃不過他們要求完美的眼睛。我舉一個例子。假如有一個人初次上摩門教堂，有很多地方不熟悉，例如這個新人會穿牛仔褲，或是這個人是女人，她會穿褲子而不穿裙子或洋裝，或是穿不到膝蓋的短裙。在摩門教習俗中，對於同質性的要求很高，對於新人來說可能無法一下子了解。這並不是要求每個人都承擔相同的壓力，而是完全反映出信仰系統和相同經驗的潛規則。你可以嘗試去迎合所有摩門教的規則，但除非你對摩門教習俗研究夠多，練習夠久，你才能一眼認出一個教養良好的摩門教徒。同樣地，既然我從沒對玩伴們分享我的世界觀、私下的信仰和經驗，我可以自然地假裝和模仿，但有時難免產生微小的矛盾，玩伴們會發現我的怪異。

雖然大家都知道我很怪，我還是有朋友，但有些時期偶爾也會遇到被玩伴們排斥。我把別人打倒，有些人很討厭我，覺得我太有侵略性，有些人則覺得我太虛偽、不值得信任、奸詐。有時由於我的小心謹慎，我的天賦領導氣質可以掩蓋原本的個性，但一不留神反而掩飾太過。有時候我無法注意到，我的社會地位已經降低，我對觀察其他人的反應很有一套，卻沒有太關注自己的反應，因此有時太過衝動、太著急，導致我所累積的幾個月社會資本，因一時的輕忽而毀滅。

我當然沒有被霸凌或是欺負過，因為大家都怕我。我很善於選擇不同的標的物。小孩都喜歡做糾察隊，因此我經常會找霸凌者。我還記得有一對沒教養的雙胞胎，一個腿有點問題，穿著特殊的矯正鞋，這點已經太超過孩子們所能容忍的限度。由於雙胞胎很相像，或許為了彰顯自己的與眾不同，其中一個就變成了霸凌者。他個子雖小，卻凶狠好鬥，他的功課不好，所以特別喜歡找別人麻煩，想要藉此建立自己的地位。大家都討厭他，但沒人敢挑起他的怒火。我卻對他毫不在乎，所以他有點怕我。有一次一起玩搶旗子的時候，他雖然不願意，只好當我的對頭。不記得我耍了什麼小手段，他那一隊推他出來要找我算帳，一言不和我們很快打了起來，我把他打在地上求饒。這場衝突沒有太久，也沒人特別記得，不過他躺在地上幾分鐘。其他小孩為此佩服了我好幾個月。我欣然接受。阻止霸凌就像是撲滅煙火，野火燎原，春風吹又生，因此我寧願在燒起來前就先把火撲滅，免得殃及池魚。預防勝於治療。況且，打敗一個霸凌者，會讓我變成英雄人物。我想，蝙蝠俠也是這樣的想法。

我經常想，如果我不在公立學校系統裡接受教育，甚至不在美國接受教育，人生會不會有所不同？會不會就沒那麼善於偽裝？和其他小孩混在一起，提供我學習成為人類學家的技巧。身為融入團體的旁觀者，我學會察言觀色，不但感覺變得特別敏銳，也變得很會偽裝。我知道其他小孩的思考和行為，和冷靜的我不同，比較情緒化，所以我也開始模仿他們。我想，最初嘗試對這些正常行為的模仿，確實是真的想要變正常，就像嬰兒開始模仿父母語言模式，前提是父母是真心的，而不是想要捉弄嬰兒。當時，我不知道自己永遠也不會正常。可能是因為四歲時期的感知分歧，可能是寫在 DNA 裡的密碼，雖然無法完全理解，但已無法改變我和別人的不同。當時我還沒辦法清晰指出，但早已深深埋在骨子裡。

做觀察者的那幾年，我帶著輕蔑看著某些人緣不好的孩子，想辦法要討人歡心；我看著懦弱的他們，心裡不以為然：為了融入團體，竟要如此折損自己。我無法想像有任何人或團體重要到讓我羞辱自己。等到我觀察時間夠久，也學到必要認識，自然就擠身受人歡迎的階級。即使我看來與那些天真傻瓜、啦啦隊員、班上開心果們打打鬧鬧，即使低年級都想要贏得我的注意，我自己心裡清楚，我並非是他們的一員。即使有多少人多麼喜歡和我在一起，我知道那也不是我的歸屬，他們根本就不認識真正的我。

不過，我的確樂於玩弄他們。通常我會從他們的不安全感下手，耍一些小手段。你有沒有摳過傷口結痂？搖動痛牙？戳弄酸痛肌肉？我便是如此戳探朋友們的不安全感。我自己從沒有不安全感，因此特別著迷。我知道聽起來很荒謬，我並不覺得自己樣樣都行，反而很清楚自己的缺點，只是我從來沒有被這些缺點困擾，也從來不覺得有必要像其他人裝模作樣地想要去更正。

我從來不缺乏安全感，這經常會觸發朋友們的敏感神經。像我有個高中同學，她面對男生總是很不安，煩惱自己沒有吸引力。而我身邊總是圍繞著男生，我是鼓手、愛衝浪，熱愛極限運動，這些都屬於男性領域；我的朋友幾乎都是男的，我從來沒有失眠或擔心他們喜不喜歡我，正因如此，他們才那麼喜歡我吧？我知道，那位同學很羨慕我，甚至討厭我，我也知道，她多麼希望有一天變得比我更受男生歡迎。因此我故意設計她。

有一個男生很愛慕我，先稱他為大衛。我知道他喜歡我，因為他總是公開的嚷嚷，可惜他是基督徒，我是摩門教，我們兩個根本沒可能。因此，他是我的最佳人選。我總是取笑他，為何要喜歡我，我知道他對上帝的信仰，所以不敢對我做什麼表示。我經常帶著那位不安的女生莎拉，一起去找大衛，因為我知道她有點喜歡大衛，不過她很不敏感，不知道大衛對我有興趣，也可能是她裝作不知道，我不清楚，我只是喜歡那種互動間尷尬的流動。

一個星期六，我們一起出去東晃西晃，後來決定晚上要去一個舞會。我們一起走到大衛家，讓他進去換衣服。我和莎拉邊等邊聊，其實我故意要和莎拉講話。我猜想，或許因為大衛一直故意在跟莎拉打情罵俏，使莎拉覺得晚上的舞會正是一個好機會，可以證明大衛比較喜歡她，不過，其實大衛只是想要刺激我。無論如何，她的臉上帶著自信和預期的勝利感。

「你在笑什麼？」我問。

「沒事。」她說。

「說真的啦，你可以告訴我。是什麼？」

「什麼都沒有。」

「你想要打個賭，看大衛先親我們哪一個嗎？」

「你怎麼知道我在想什麼？」

「哈，我剛剛才發現的。但是沒關係，你想要賭一睹嗎？」

她當然想。她覺得贏定了。她想讓我難堪。於是我們把規則細節和獎懲都定出來（我知道，規則花費越多心力，定得越複雜，就會看起來越公平，但我要請君入甕，刺激她的不安全感）。當然最後我贏了，不過我盡可能拖延整個過程，看她告白後硬生生被拒絕。我覺得好滿足，不只是莎拉的自信被我擊垮，而且大衛因我而破戒，隔天還被我拋棄。

雖然我滿肚子壞水，但與其他開槍掃射學校的人比起來，我所做的一切大多很溫和。我不是肉食動物，對強暴和殺人沒興趣。但是回頭想想，我自認為是旁觀者的基本心態，以及天生的直覺感應，使我為了成功生存而小心觀察別人，這就是人類掠食者的想法。

如果我是掠食者，究竟是為運動或生存而獵食呢？我學會的生存方式，並非是出於需求。很多掠食者都具有類似的行為，一般稱為「過度獵殺」，指的是追捕獵物不是出於飢餓。你是否在電視上看過，殺人鯨團體獵捕，殺死獵物之後卻棄之不顧？科學家告訴我們，殺人鯨的獵殺並非出於遊戲（不知科學家如何認定），過度獵殺是一種生存機制，參與的獵食者屬於團體中最有侵略性的，最能存活、繁衍後代。

過度獵殺的掠食者成員，隨時準備出動，捕殺獵物。我也一樣，無論是對抗某人，或是面對無辜不具威脅的對象，我總是會在遊戲中取得勝利。這是應當的，如果我只在必要的時候、對某類型的人凶狠，就只好不斷問自己，這個人是不是目標？我是否必須對付他們？這樣還不如時時保持備戰狀態有效率。現在我花費許多力氣來壓抑這種渴望，為了維持人際關係，我讓自己逆來順受，然而追捕獵物的渴望，卻時常在心中洶湧。家人和朋友齊格飛、羅伊，都認為我是隻美麗卻危險的異國白老虎。

這種天生的侵略性，是妨礙我過著正常社交生活的最大阻礙。在成長過程中，我一直用各種方法來掩蓋自己的真性情，但這種侵略性往往還是在不經意的時候流露出來。只要有人激起我的憤怒，無論是多嘴的同學，還是平庸的老師，我的眼神一沉，復仇釘子在心裡打翻。我的背脊伸直，手指捲曲，握緊拳頭，眉頭緊縮，好像要傾注所有邪惡力量在敵人身上，達成最大破壞結果。我像電影裡面的惡棍一樣怒目而視，使我平時努力維持的正常形象都搖搖欲墜，造成我的社交生活躊躇不前。

在青春期前，我就了解，培養具有吸引力的人格特質是多麼重要，我經過研究，朋友們喜歡什麼，我就做什麼。所以我開始學衝浪，玩樂團，地位也跟著晉級。學業成績當然要頂尖，還要看獨立製片電影，聽地下音樂，玩極限單車、旱地雪橇，穿公益店二手衣。於是我變得卓然不群，聰明又有魅力，人人都認識我、喜歡我（或怕我）。我不但會配合情況換戴不同面具，還裝得毫無破綻。

我並沒有停止那些無恥的行為，在學校裡，我是品學兼優的好學生，所以即使哪裡出了差錯，別人也會以為只是我的小怪癖。我母親視音樂為解脫，她對音樂的熱愛，遺傳了我，我是學校樂團的鼓手，和其他孩子組搖滾樂團，在國高中期間，音樂遮掩了我的反社會行為。人們以為音樂家原本就是不可一世的自戀，不可能和正常人一樣，因此我的所作所為自然看起來像一個搖滾巨星。彈吉他或打鼓的時候，本該就要狂野嘶吼，要有侵略性，霸凌群眾，把他們變成一堆胡亂衝撞推擠的瘋子，讓他們把所有愛和注意力都交出來。

我很幸運，吉姆總是把我放在身邊，照顧我的社交生活，他的所有高中好友年紀都比他大，他們熱愛牙買加的斯卡音樂，穿著傳統西裝和貼身褲，每個星期都去參加俱樂部或家庭舞會，領聽他們最喜歡的樂團演奏，我和哥哥也會參加。在那裡，我見識到什麼才叫真正的衝撞推擠，空中飛舞著刀叉和破酒瓶，人們打來打去，被擔架抬出去，或是被警車載走。真是令人激動。

我在高中和一些人結下樑子。一次，我和老師爭執誰有資格管理班上，我們爭執不下。後來我買了一堆黑布作臂章，讓學校近半數學生加入我的行列來反抗這位老師。（每個青少年都想反抗任何形式的權威，不過我只是利用他們這一點。）另一次我想要組成一支在南加巡迴比賽的鑼鼓隊，需要樂器，我判斷道歉比申請更容易，所以就偽造許可證，在週末把樂器裝備逕自拿走，果然根本沒有人發現。我所選的競爭對手都比我高大強壯，不過因為搖滾樂會本來就容忍暴力，人群衝撞是正常的。而且當時我已經見過世面，懂得趨吉避凶，以免失去自由。

由於不喜歡被打小報告，童年時期我大多和男生一起玩。男生很少會對受傷大驚小怪。我喜歡和他們跑來跑去，推來推去。更小的時候，我就討厭穿裙子，喜歡像男生一樣穿著，也不懂為什麼其他女生都喜歡玩娃娃，不喜歡騎馬打仗。

我熱愛接觸性的運動，例如最經典的觸球；下雨過後操場都是泥濘，滑倒受傷是理所當然的。或是在遊樂場玩鬼抓人，我們在欄杆轉角間穿梭，像跳著笨拙的芭蕾舞，我的身體與其他人衝撞，直到有人撞到流鼻血，送到保健室，我才覺得心滿意足。在高中女子壘球隊裡，我不是最優秀的選手，但我敢說我是最不怕衝撞的選手。盜壘是家常便飯。即使球跑得比我快，我直線加速的決心和氣勢，往往使敵對接球員嚇得躲到一旁，讓我安全上壘。有一次我盜本壘，本壘手一時緊張，衝出來夾擊我，卻忘了自己手裡沒有球。有時候人們的確會對我的狂熱覺得很感冒，但我覺得那是他們的問題，不是我的。

愛冒險、有侵略性、不在乎自己和別人的健康安全，這些都是社會病態的症狀，也充斥在我的童年生活中。我認為，年輕的時候有生死一瞬間經驗比較好，這種深刻經驗會影響你之後的人生，產生健康的生死觀。我在八歲那年差點在海裡淹死，當時的細節已記不清，只記得海水的衝力淹沒了我，取代空氣將我吞噬。母親告訴我，救生員把我救出水面，做人工呼吸的時候，我一活過來，第一件事就是開始發笑。時機抓得真好，我學到死亡時時在身邊，但沒有想像中的恐怖。我對死亡從來不覺得恐怖，有時候我會招呼死亡，甚至嚮往死亡，但並沒有主動尋求死亡。

有一個星期日，我病得很嚴重。再過幾個月就是我十六歲生日。通常我不會張揚這些私人的事，把個人私事與別人發生關聯，好像在請別人來干涉我個人的生活。但那天我告訴母親胸腔下面有刺痛，她發了一頓牢騷後，要我服下一劑草藥，叫我好好休息。所以我除了痛，還覺得很噁心。

第二天我請假，請假讓我覺得自己跟不上進度，不能在課堂上學習，不能練樂團或運動，也不能參加其他課外活動，更不能作弄同學、朋友、師長威權，我的身心變得好空虛。我最痛恨無聊，所以不喜歡生病。隔天雖然我還是覺得不舒服，但卻開始上學。那星期我打壘球還擊出雙殺。

每天父母都會想出新的藥方子，裝在袋子裡給我帶去學校，裡面裝過：Tums（胃藥）、Advil（止痛藥）、布洛芬，還有各種小藥丸。雖然身體還是痛，但是我無法判斷是否嚴重，這個關卡就像是在球場上少一個球員或是看不清楚。我必須集中精神打球，專心才能不分心，以免身體不聽指揮。

我在社交關係中用來吸引別人的能量，這時都轉移過來解除和忽略疼痛。過了幾天，我開始對別人怒目相向，沒辦法奉承諂媚或輕鬆幽默，臉上表情不再溫和，也不再點頭打招呼，一雙死魚眼透露出我平時私底下的模樣。我連笑都笑不出來。我失去了思想和語言的隔離層，開始放肆，批評朋友的醜惡，壞事發生在他們身上是應該的。我失去了適當規範情緒的智力，也無法展現吸引力。沒有持續校正的精力，我對人們毫無影響力，而是赤裸裸呈現出我的卑劣平庸，變成一個愚蠢的虐待狂和尖酸的獨行俠。

我還沒有發現自己的行徑，因為我從不知自己竟然要花費這麼多腦力，才能維持原本的人際關係，抑制我的天性。等到朋友都嚇跑了，我才驚覺大家的容忍度有多低。由於行為張狂，許多朋友都唾棄我的卑劣。好像我的青春期都在衣服底下穿著中世紀時期的鐵鎖甲冑，突然脫掉以後失去重量，使我的行動變得莽撞失控。

我像這樣過了幾天，疼痛不分日夜佔據了我，漸漸蔓延到下半背部。我盜汗發冷，臉色發青，父親認為我是肌肉緊張。學校樂團要參加一個慶祝會，在四十哩外，我在校車上就發高燒，回程還躺在走道，週末兩天都躺在床上。到了星期二，我回去上學，但身體太虛弱，下午就在哥哥的車上睡覺。當時氣候如何我已經不記得，只記得天氣很溫暖，太陽從車窗照進來，把車子變成一個溫室，我在後座曬著太陽，想像陽光把全身的陣陣疼痛逼到某個角落。一回到家我立刻上床睡覺，母親過來叫我吃飯，看到我發著燒，在床上發抖流汗，後來父親回到家，看到我的模樣，覺得事情不對勁，決定大發慈悲，明天帶我去看醫生。

第二天我到診所，那裡的人都很冷靜友善，我做了幾個檢查，結果出來以後，突然大家都緊張起來。醫生以驚恐的音調說我的白血球飆高，我感覺母親嚇得說不出話，好像思覺失調症的人完全否認一般，模樣就像父親在家摔東西或吼她的時候。醫生問了很多問題，例如既然覺得很痛，過去十天我都在做什麼？為什麼我不告訴家人？這種問題會讓你覺得你做了錯事，所以我決定閉上嘴巴。我覺得很無聊，很想休息，不想待在那裡，只想自由做我想做的事，不想成為善人慈心的受害者。有人問我想不想躺下，我很有禮貌地拒絕，然後便昏倒。等我慢慢醒過來，我聽見吼叫，還聽見父親不准他們叫救護車。雖然昏昏沉沉，我還是知道診所沒人聽父親的話。

父親最怕丟臉。我從半睜半閉的眼皮間，可以看見他恐慌的眼神，不過那不是因為我快死了，如果說是因為我快死了也可以，但那其實是因為他擔心親朋好友會指責他沒有好好照顧女兒，而不是因為他怕失去我。他怕別人指責他和母親故意忽略我痛苦一個星期，卻沒有尋求任何醫療援助。後來我發現，這是由於父親沒有按時給付家庭醫療保險。現在想想，當時他沒有拋下我和母親兩個人，讓我們自己想辦法，真是奇蹟。相較下，母親更加幸運，她的壓抑使她可以逃過責任，她沒有內疚的權力。

我動完手術醒過來，看見父親站在我身邊，眼神盡是疲憊的怒氣。他大致告訴我，我得的是闌尾炎，毒素已經蔓延到腸子，細菌感染，背部肌肉有部分壞死。手術把爛肉切除，裝了塑膠引流管，讓裡面的膿可以流出來。已脫離危險。

「你可能會死，醫生很生氣。」他的音調好像在指責我應該要向所有人道歉。

醫院原本就不是個有人性的地方。住院的日子裡，我最討厭黎明之前。醫院的地板冰冷，陽光漸漸驅走黑暗，感覺好像末日大審判。這時日班護士與大夜交班，她們洗著手，期待要執行殘忍的任務。實習醫生和主治醫生開始巡房，拉開簾子對著裝滿機器和管子的病人東戳西弄，把檢查結果登記下來。病人看起來就像是醫院的實驗機器人一樣。

卸除盔甲以後，你可以擁抱醫院的殘酷，或是祈求人情的溫暖。對我來說答案很簡單，我很瞭解自己的殘酷，體內的禽獸只知道自己的欲望，只在乎自己的生存。我毫不費力就關掉尊嚴，也不尋求同情，因為我知道，想要度過漫漫長夜，這是最有效的辦法。我覺得很輕鬆，在這裡我不必戴上面具，省了我很多精力，生活回到最基本，吃睡、排泄，中間穿插一些侵犯人權的身體檢查，不過可以預先準備。我是醫院的模範病人，醫生要我做什麼，我就做什麼，穿著醫院的袍子，盡心做好呼吸體操，多多走路。有個護士說我很「勇敢」，我想她是說我堅定的眼神，吃苦耐勞的決心。我不哭不抱怨，彷彿毫無影響。對一個醫院的祭品來說，是勇敢又值得敬佩；對一個獵食者來說，則缺乏人性和恐懼。

經過一個星期，我的健康日益增進，準備出院。護士告訴我，我還沒得到許可，是因為早餐我吃得不好。醫院的伙食很噁心，我盡量多吃，讓食物看起來好像消耗得很多，不過我騙不了別人。這件事父親幫了我大忙，因為他要開早會，早一小時來醫院，他一手把盤子裡的煎餅塞進嘴巴，另一手把剩下的煎蛋沖進馬桶裡。

回家途中，父親還有時間，我們決定去唱片行去買一張我一直想要的唱片。店門還沒開，父親用力拍門，用手勢催促裡面的員工，把我要的唱片拿出來。他帶著唱片上車。真令我驚訝。

我不知家裡的經濟窘境，要怎麼償付我的醫藥費單，不過，我想父親自有解決辦法，就像他買到我要的唱片一樣。我們回到家，他扶我上樓，躺到床上，告訴我有人會來換我的繃帶。不過他每次都這樣說話，他說的從來都不會實現。

我父母對於個人安全的重視，並不比我好到哪裡去，家人發生車禍次數頻繁。我們還小的時候，有一次去拜訪親戚，在一個危險山區的高速公路，發生過一場嚴重車禍。有一個喝醉酒的人，從後面撞上我們的車，把我們的車彈出好幾個車道，撞到水泥牆上。我們小孩子都塞在後座，綁得緊緊的，所以沒事，大家繼續上路，沒有掉頭回家，繼續開了十小時車子到達目的地。我猜那次賠償的保險費，讓我們家過了好幾年，直到現在，我對車禍（通常不是我的錯，我是優良駕駛）的直覺反應，就是拍很多相片，還有找其他駕駛擔任證人，提供證詞。

我從小就會在行駛中的車輛上面爬上爬下，有一次甚至還爬到底盤去。我非常喜歡搭卡車，在後車廂晃來晃去。

十歲的時候，有一個父母的世交要我和吉姆去開一台八人座的高爾夫車，載運客人去參加半英里遠的萬聖節宴會。我們從停車場把客人載到房子的時候，都很正常，等到回程沒有客人，我們就開始做危險動作。有一趟我想從車子尾端的車頂爬到車頭，吉姆開著車子，他沒有注意，也沒看見，以為我下車到房子裡。他在路上突然來一個大迴轉，我從車頂飛出去，掉到地上，滾了好幾圈，失去意識，等我醒過來時，我看見吉姆正要倒退做三點停車，他渾然不覺剛才發生的事，我連忙滾開，差一點被撞到。

「你到哪裡去啦？」我爬上車，吉姆看見我，嚇了一跳。

「不知道，哪裡都沒去。」我回答。

我開車的時候，也沒有安全到哪去。一天下午，母親帶我去看一輛車，一千二百美元，她想買給我。那是我的第一台車，美麗的一九七二龐帝克豪華 LeMans，八引擎、雙排氣管。這台車是龐帝克 GTO 姊妹款，外型很類似，這是龐帝克設計曲線的最後一年，模擬當時最流行、最具代表性的肌肉型汽車，如野馬、道奇、美洲豹。龐帝克圓圓的兩顆車頭燈瞪著你，進氣口的金屬架和保險桿冷冷地斜睨，擋泥板生鏽，看得見輪軸，車頂若非塑膠，恐怕也會生鏽垮下來。在母親眼裡，這輛車最棒的就是用底特律的鋼鐵，她相信就算出了車禍，受傷的絕對是別人，不是她女兒。我在開這台車的前幾年，已經驗證了她的想法。

這台車的引擎構造簡單，我可以自己微調修理。我想要知道車子的運作，想要控制車子而不是被車子控制。第二年我進大學，一天車子啟動器在朋友公寓停車場故障，我叫男友過來幫我換。我們兩個都不知該怎麼做，但無論怎樣麻煩我都不怕。起初一切順利，但後來要把啟動拆下來的時候，不知怎麼動到蓄電池，火花四射，底盤燒起來，我們兩個趕緊爬起來，拿雪把火撲滅。

這輛車是人們的目光焦點，有些人很低俗，藐視這台車，但我從來不覺得受辱，只覺得自己無所不能。我學會駕馭這台車，轉彎時如何加速，和朋友進行危險刺激的公路賽車，在加州好不容易來的暴風雨中甩尾，感覺地面的汽油和機油更滑溜。

我熱愛這台車帶給我的自信和力量，與我的女性性別、年齡、低權力比較起來剛好成反比。我和兄弟們在個性上更接近，我反而不喜歡與姊妹們玩娃娃。男生可以參加教會的童子軍，到森林裡射箭、練刀，相對的，摩門女教徒只能繡花、烹飪，最多不過是拿熱熔槍。我生命中的女性大多不是主動的，而是被動的。

到了青春期，許多男性都告訴我，我長得像媽媽，正確地解釋，意思是說我成為性慾的象徵。十歲時，我的胸部就已經發育完全，臀部圓渾，經常遭受男性的調戲。我還不解世事，成年女性就把我當成蕩婦。我的新身體一開始就變成負債，在女性批評和男性騷擾的擔保品雙重損害之下，我要小心才不變成自殺炸彈。

我知道，所有女性在成長過程中，都會經歷由小孩變成性象徵的可怕轉變期。不過，像我這樣的人更加可怕，因為這正是社會病態的萌芽期。我想要的是權力，如果我是男的，會長得高大健壯，成為眾人的目光焦點。對一個女孩來說，我的體格太像運動員，太好鬥。就算是在男性傾向的瘋狂衝撞群體中，我也能屹立不倒。不過我畢竟身高不到一六〇公分，體重不滿六〇公斤，我想要別人的尊敬與恐懼，結果往往只遇見體積是我兩倍的男生，對我殷勤奉承。我看起來一點也不像掠食者，反而常是主動侵略者的目標。以女生來說，我很強壯，不過再怎樣也比不過男生。我冰雪聰明，但無法說服那些聰明才智不及我的成年權威。我不在乎自己像不像一個女性，在乎的是，自己的長相像女性一樣軟弱。

我一向對自己的性別沒有太多認同，習慣以雙性的姿態生存。有很多女生像我一樣，在青春期都會出現抗拒感。如果你也是女性，你會知道，身為女性，就好像身體在距離自己三吋的地方，有一條隱形界線，這條界線無時無刻不存在，受到社會規範、家庭、宗教的約束，還有其他女性三不五時對你的耳提面命，好像怕你的所作所為會令她們蒙羞。這條界線是女性與世界互動的準則，讓你時時記得怎樣才會「像個女孩」。即使你再努力想要消除這條界線，也只是枉然。這個「女孩」招牌無法展現我的鴻鵠之志，我根本不在意。

當然我的性別也有一些好事，雖然母親總是很被動，但她想要什麼，只要承諾讓父親得到生理愉悅，就可呼風喚雨。我聽過不下百次男性稱讚母親美麗，最後才知道他們不是客套，而是母親掌握了歡愉的力量。有時候我聽男人抱怨被女人拒絕，哀嘆女人握有完全掌控性慾的力量。我上高中的那幾年，女孩們都忙於施展她們的性魅力，我卻沒有感覺。當時我還不了解，性可以為我帶來快樂，也不知道可以藉由性發展人際關係，獲得統御的力量。我不懂得性是愛的一種手段，為了愛，人們可以付出一切。

不過，我的確運用性別議題，來操控那些噁心扭曲的老師。我特別痛恨其中一位老師。我的高中英文老師給我一份作業不及格，只因為交作業那天，我有壘球還是鼓樂隊比賽，我請母親幫我送交。老師在班上諷刺我「媽媽幫忙交作業」，想要教訓我。他又老又愛攻擊人，我從不喜歡他，他在班上經常用某些原因來攻擊學生，因此我從不給他攻擊我的機會。不過，他還是察覺到我沉默的反抗，終於找到一個假議題，可以用來攻擊我。

「湯瑪士小姐！你可能注意到，你拿個了F不及格，你的作業我看都沒看，下次別費事再叫你媽來幫你交作業，否則你乾脆就別交作業算了！」我當下很生氣，但隨即冷靜下來。

「去死吧！胖子！」我冷冷地回嘴。沒多久，就到校長室外面等候。

自從那時起，我倆就結下樑子。我想要擊倒他。他一向聲名狼藉，因此我只需簡單地將他的錯誤記錄變成文件。無論大小，我開始對他在課堂的言行作記錄。我刻意善待班上的女生，洗腦她們，讓她們怎麼看英文老師都不順眼。事實上他沒那麼壞，只是一九五〇年前出生的人都犯的毛病，年紀大了，又有點沙文主義。考試的時候他會把題目寫在白板上，讓大家把椅子往前挪，讓後面的人也能看清楚。他總是讓第一排往前挪到碰到他的桌子，剛好有一個喜歡穿緊身衣的女生坐在第一排，於是我就放謠言說是因為老師喜歡看事業線。由於老師總是喜歡斜睨，這個似是而非的故事很快傳開，大家七嘴八舌討論後，都認為這件事是真的。

謠言還不夠，有一堂課我們在討論近期的音樂製作公司，我故意設下陷阱，讓他用低級貶損的話來批評我的胸部。

「我的獨唱曲好聽嗎？」我譏諷他整堂課都在長篇大論。

「湯瑪士！你沒有格調！過來站到台上，讓大家都看看你有多低級！你和班上的女生差太多了！」他指著穿緊身衣的女生說。我猜，他想要全班都討厭我，可惜我已經先下手為強。他並沒有傷害我的感情，反而自己跨越學生與老師之間的界線，大家都看得一清二楚。

下課後，我過去問緊身衣女生，是否覺得老師有任何騷擾的地方？我露出一副關心的誠懇表情。她受到感動，我知道她也聽見那個謠言（不過她不知道我就是散播者），而且覺得很困擾。我表示願意傾聽，她把所有不舒服都清空，我搧風點火，使她更加憂愁。

我把老師當天的行徑描繪成他已經失控，我需要她站出來幫助我，一起控訴他有罪，阻止他變本加厲。我告訴她，我正在寫一份正式的文件，抗議他的性騷擾，並請求她在必要時當我的證人。我說話的方式讓她覺得，老師的狀況很多，其實她不必真的出面，所以她便答應我。不過她很快就會發現，她其實是我控訴的主力。

我回家後，告訴媽媽班上發生的事，但完全沒有透露我的權力欲望或是想讓老師被炒魷魚。我說，我覺得受到「暴力」對待，而且我不是班上唯一受到如此待遇的女生。我知道母親一直很愧疚，在成長階段沒有完全支持我，因此她決定這次要站出來幫我。我告訴她，我發現可以直接跟學區檢舉老師性騷擾，希望她明天和我一起去簽文件。父親完全支持我，所以母親沒有什麼反對意見。

我交出報告，把一堆證人一並列入，盡其所能地污衊他。於是他被監控了幾星期，無論他在校園哪個角落，都有人跟著他。後來他被教育當局譴責，正式「三振出局」。根據我的判斷，我相信他被迫放棄英語部門主任的職位，提早退休，是很好的結果。我從不貪心，也不想擔當重責大任；我並不是出於想要保護被他教到的弱女子，所以才想讓他被踢走，我想證明那個弱女子是他，不是我。

這教會我一堂課，如何彌補正統法律系統的限制，不久我將進入法律學院學習。這不是我第一次與師長交手，無論我如何舉報，都沒有人真的丟掉工作，連調職都沒有。但我依然從傷害他們得到快感。漸漸地，我贏得麻煩人物的封號。或許我的確是欺騙威嚇才達到毀滅的目的，不過他們也的確是不適任教師。我記得其中有個老師特別偏袒受歡迎的學生，因為他自己高中時不受注意，所以他故意忽略那些不受注意的學生，讓他們得不到團體的支持。另一個老師有性別歧視，喜歡騷擾大胸部的女生（包括我）和自尊心低落的人（不包括我）。我就是無法忍受這些不適任老師，具有凌駕我的威權，這也是一個社會病態青年加上女孩身分的兩倍正義。

第 5 章

人人都是罪人

我在耶穌基督後期聖徒教會（LDS教會）長大，從嬰兒時就跟著家人上教堂，一直是虔誠的摩門教徒。有些人可能會因此認為我很偽善，或覺得等到我的宗教社團發現我是社會病態，一定會把我踢出去。這些人無法得知，信仰可以為我折衷。而且他們誤解了摩門信仰的基本精神，每個人都是神所愛的兒女，神希望我們擁有永恆的生命和快樂。摩門相信人都有神性，成為世界的創造者。（這使得 LDS 教會成為社會病態者的理想國，這種信仰完全符合我自大狂的天命感。）我相信神所說的「每個人」就是我，既然每個人都有能力拯救世界，我的能力便是我的行動，不是我所缺乏的情緒，也不是狂野的思想，甚至邪惡的驅動力。即使教會經常違反我的天性，我對教會的信奉標準，證明基督福音的教誨，適用於任何人沒有國籍、血緣、種族、語言。有一個創造萬物的造物主，也創造了社會病態，這想法真是太好了。我也喜歡良好行為的獎勵，那是在祈禱、詩歌和宗教奉獻中最好的歡欣鼓舞。

教會很適合我，有明確的標準和規則。自童年起，我無法理解的社會規範，都在教會清楚的期望和指導原則下，漸漸建立。從鉅細靡遺的貞節課，到滿是警告事項的小冊子，包括該怎麼穿，該和誰約會，不該說和聽什麼，該奉獻多少金錢給教會等等。還好這些都有白紙黑字寫下來。我這麼說並非意指，只要我不喝可樂，節制欲望，捐獻十分之一所得，摩門教會就能容忍我的所作所為，這些只是指導原則，不是安全港，但有了教會的明確規範，幫助我學會與人們相處。

我最近看一部懸疑劇，整季主軸都在追蹤是誰殺死主角，歷經許多集陰謀和邪惡以後，其中一個人物忍不住生氣地說：「這段時間我費盡辛勞，想要找出真正邪惡的人，不是來搗蛋的。」難道邪惡和搗蛋是有差別的嗎？誰會得到憐憫，而誰又希望落空？

我從不認為我很邪惡，教會教育我，我是神的孩子。《舊約聖經・列王紀》說，有四十二個神的孩子，由於他們侮辱先知以利沙（以色列的先知。是先知以利亞的學生），所以神驅使母熊把他們殺死。這個故事讓我不太相信神是我父親。

誰沒有過錯？我們大多數人都認為自己是好人。在丹・艾瑞利（Dan Ariely 猶太籍美國心理學及行為經濟學教授）的《關於假相的真相》（The honest Truth About Dishonesty）書中，描述美國甘迺迪藝術表演中心的禮品店，有非常多的公款被侵佔，侵佔者主要是管理收銀機的老人志工。有趣的是，這些老人每個人都只偷拿一點。你的行為只要跟別人一樣，就能維持自我感覺良好的形象。

在宗教探討方面，有一次我上暑期實習，輔導認定我會爭辯基督概念的罪惡，是一種存在狀態，而不是某種行為。每個人都是「罪人」，同時我們也都被「救贖」。她認為邪惡「若有任何意義，只不過是『我今天做錯這個，做對那個』而已。」對她來說，邪惡並不在於你喝咖啡或是念幾遍玫瑰經，而在於品德，也就是罪惡的念頭。

或許她是對的，或許這就是在「新教改革」時代，基督教意更強調「救贖者」而非「罪人」。上面偷錢的志工，沒人認為自己偷的小錢是天性邪惡的證據；他們只有好、很好的區別，而沒有壞的定義。即使現代的正義女神是眼盲的，也是選擇性眼盲，會照顧正常人的「正常」罪惡，對於像我一樣有不正常犯罪傾向的人，則毫不猶豫地加以譴責。

我記得第一場正式與正義交手的事。我一直很喜歡閱讀，可以整天手不釋卷。小時候父母總是讓我們有忙不完的家務，沒時間看電視，但他們看見我在看書，就不會來找我幫忙。七或八歲那年夏天，我天天跟父親進辦公室，然後走幾條街去社區圖書館，在書堆裡度過一整天。

我覺得很驚訝，借書竟然不用錢，簡直是詐騙。可見我很早就無法抵擋詐騙的吸引。認識圖書館員以後，我想要說服他們，我熱愛閱讀，因此應該要取消我借閱卡的十本限制。他們拒絕了我，所以我就假裝借用家人的卡片，借了幾十本書。我的騙術高明，我相當得意，結果變得越來越在意自己是否可以多借幾本書，反而沒有好好讀書。書越來越多，我不想去還書，以免前功盡棄。我成功瞞過那些沒有起疑心的圖書館員，覺得自己威力無窮。

大約一個月後，信箱裡收到幾封信，有的給我，有的給我的兄弟姊妹，還有給我父母的，是還書逾期通知單，還有不斷累積的罰款。犯人很快就被揪出來，當時我還不了解，原來圖書館有能力執行法律，驅使人們遵守規則。

我父母並沒有生氣，我想他們應該只是對我在閱讀上的超齡行為，感到莞爾，彷彿我貪心地大口咬下，卻吞不下去。他們決定讓我做家事來抵罰款。不過，洗碗一百次，每次五毛錢，這個懲罰並沒有讓我學乖，我覺得我只是因為誠實而犯錯（誠實是說，我以為遊戲規則是這樣，事實上卻是那樣）。我知道我不會因此而放棄計謀，所以我又去做另一件事。

「你不能給他們支票嗎？」我問父親。我以前看過他寫支票。我知道金錢是什麼，支票就像金錢的替代品，暫緩現金的支付。父親解釋，支票等於金錢，但是受到銀行保管。我不懂。七歲的腦袋瓜不懂要用什麼來逃避懲罰，或許洗一次碗提高成一塊吧！這就是正義的運作，有規則，也有結果；打破規則，自然要承受結果。

我前面說，這是我與正義交手的初步經驗之一，這要解釋。我以前也受過懲罰，不過那都是屬於道德方面的教訓，我沒有感覺，因此多半忽略，只認為是身為小孩不可預測的代價。圖書館事件是新的。父母沒有生氣，沒有道德懲罰，借書不還而罰錢，看起來很合理。我受罰，別人也受罰，這樣想要看的書和喜歡的書，流動就會變快。這種正義，我覺得比道德判斷合理多了。

我可以接受正義，因為正義有另一面：做好事就會得好報。摩門信仰說：「在天堂有律法，是創造地上之前，不可撤回的天命，所有祝福都來自這套律法。唯有服從這套律法，才能獲得上帝的祝福。」或許懷疑論者會有所質疑，但當你的家人和親朋好友統統對此深信不疑，你自然就會希望好的表現可以得到正義的獎賞。

這個信仰對我的家庭生活影響很重要。正向的正義在我們家的運作，有如轉蛋機的規則，只要放錢就會得到轉蛋。所以我只要找到那些獎賞最高的事情（感覺上到達詐騙的程度），然後重複進行，永不厭倦。我的兄弟姊妹的愛好各有不同，我的愛好是追逐金錢，是冷靜的利益決定論。像吉姆雖然天生是個音樂家，卻很討厭彈鋼琴。母親為了誘導他，只要我們彈好所學的曲子，她就給我們五毛錢。我對音樂沒有天生愛好，但我願意坐在鋼琴前面好幾個鐘頭，讓手指機械地彈過音符，心裡只盤算著要怎麼花那些錢。

每年春秋，我們都會圍在電視機前面看半年度的耶穌基督後期聖徒教會衛星轉播，演講者是教會當局所選。其中一個我最喜歡的演說者（也是現在的會長）是多馬・孟蓀（Thomas Monson）。他總喜歡說一些寡婦孤兒和神之間的仁慈故事，非常有趣。他傳遞的訊息很清楚，神愛寡婦孤兒，神也愛我。

罪人呢？在摩門教的世界，這不是問題，因為人人都是罪人。事實上，摩門教徒一直以來都在討論這段經文：「在這一生，我們可能受到的試煉。」我還記得在教堂裡面看著這些教義，想像著雙面人生，另一面充滿血腥暴力。我從未覺得我和一般人不同罪，現在也一樣。

每個人都會犯錯，因為沒有人是完美的。這就是仁慈的意義。問題是，你會重複犯錯，而我絕不會。己所不欲，勿施於人，由於我一再操弄、「破壞」、壓迫別人，因此可以說我經常違反這個原則。如果別人「將不欲施於我」，我不會不高興，因為我認為這是對事不對人。每個人都想要爭奪權力，要是有人在我開的餐飲店前面開另一家餐飲店，我會生氣嗎？或許會不高興，但並不會覺得是針對我個人，也不會對他們產生恨意。或許我會希望對方生病，但不是拿疾病來對抗他們，而是在我的棋局裡面，出現了新玩家，我一向以控制別人來增長我人生的價值。或許有人會爭論，我控制別人，等於也剝奪他們的力量、尊嚴和獨立性。我仍不認為這是道德問題，因為他可以選擇要不要被控制。我想搞不好上帝也是這樣想，否則祂為什麼偶爾要殺殺小孩？

我的摩門信仰最大的阻礙是「屬天的憂愁」這個概念。聖經對於屬天的憂愁和屬世的憂愁有所分別。從小大人就教我，偷東西被抓是屬世的憂愁，而你覺得自己迷失了很後悔，是屬天的憂愁。屬天的憂愁可以使你改變行為，因為「屬天的憂愁使你得到謹慎」。在認錯悔改後，才可以得到神的庇佑。可是我從來沒有過屬天的憂愁，我做錯的時候，應該要擔心神靈和業報的責罰，還是該擔心並排停車會吃罰單或被吊車？我這樣想對嗎？

我的信仰往往可以為我的諸多怪異行為解釋，遮掩我的社會病態行徑，因此可以大隱於市。我可以說不符合道德的話，因為我可能是基於好意。在外面可以有反社會行動，因為人們認為那是我的信仰有問題。我在摩門教裡面佔盡便宜，因為人人都是純真、為人背罪的神之子：

我們思量過去、現在和未來的人類種族，為不朽的存在，我們的職志就是拯救人類，這個工作如上帝之愛一般永恆而深遠，我們永遠奉獻自己。

鹽湖城是全美國最大的詐騙城市，其來有自：這個摩門教大本營的教徒們，即使眼睛看到的是相反的，也願意相信別人的善。

高中畢業後，我進入楊百翰大學，裡面的大學生比一般摩門教徒更容易被騙，簡直是詐騙寶地。我一開始是到失物中心騙人，說我的大一生物學課本不見了，等書到手我就上樓到書店把書賣掉。有時我在校園裡常看見一台沒上鎖的腳踏車停在同一位置，覺得可能有人忘記了，於是這台車就變成我的。先搶先贏。

我做這些事不是因為反社會，這些根本不叫反社會行為，而是讓世界恢復正常的行為。猶他州的人太關懷別人，這樣太沒有效率，駕駛在十字路口會統統停下來，結果沒人過得去。明明規定是說先到先走，可是猶他州人簡直把規則當作道德標準來遵守，每個駕駛都揮著手要別人先走，等在後面實在很嘔氣，只好想，他們的腦袋裡一定是想：就算我先到，但誰知對方是不是有急事？就算我有權力先走，也不代表這樣做是正確的。犧牲的美德，結果造成十字路口大塞車。由於人人都視他人為善，造就了這種不自然的荒謬局面，我不覺得這是屬神的，神不會毫無理由就放棄利益，神會滋養權力，就像我一樣。

我雖覺得不太舒服，但另一方面，他們卻是我所遇過最親切和善的人。有一學期我拿了新約課（楊百翰的學生都要拿十四個宗教學分才能畢業），教授劈頭問大家：「如果我突然這樣對你，你會怎樣？」然後很快打了一個學生一巴掌。結果這個學生不加思索就把臉另一側轉過來。我嚇壞了。我知道聖經裡有這樣一段話，但這樣做也未免太離譜。我突然想到，我偷書的那些人，也像他一樣把臉轉過來，讓我偷他們的腳踏車。他們是被洗腦的犧牲者嗎？還是我才邪惡？或者我們兩者都在天平的兩端，要達成平衡才好？

摩門經教我，萬事萬物都有正反面，如果沒有神，就沒有對錯，沒有神聖與悲慘，沒有好或壞。在摩門信仰裡面，極端的「反」就是魯西法，後來變成撒旦，他的故事很複雜有趣。他原本是天上的神之子，最耀眼的一顆星，是我們的屬靈兄弟，結果卻造反，站到我們的敵方。這對神來說很好，祂的計畫裡面剛好缺一個壞蛋。神說：「人如果不受到兩者之一的吸引，就無法自己採取行動。」那麼魯西法呢？我第一次在主日學聽到這個故事，我就覺得魯西法簡直是個頭號替死鬼，要不是神暗自把魯西法打成大反派，就是他們私下有暗盤。難道神創造魯西法，就是為了這個結果？摩門經說：「的確有一位神，祂創造了萬物，包括諸天和大地及其中的萬物，無論是主動者或被動者。」所以被創造出來的魯西法，是主動者而不是被動者？那我呢？

我想了一個在學校便利商店的偷竊計畫，朋友告訴我，有個午餐方案沒人監視，所以整個學期我大概偷了一千美金的東西。就像我小時候從圖書館盜借書一樣，把偷來的東西吃掉或收起來，後來我為了表現慷慨大方，開始用送的。我這麼做不是為了錢（我拿全額獎學金），也不是故意想犯罪，我根本不以為這是犯罪。我也不是故意想被抓，因為我根本就不會被抓。當時我並沒有考慮什麼，現在想想，好像所有楊百翰的學生一起創造了某個真空，把我吸進去。人人都是食物鏈的一分子，他們選擇擔任被吃的食物鏈低層，我就只好到高層定位。我從未質疑對錯，就像鯊魚不會懷疑自己捕殺獵物是錯的。創造食物鏈動態的並不是我，我也沒有要求進入高層，一切都是渾然天成。

事實上，我並沒有一般人所謂的良知或是自責，道德概念是對錯的情緒認知，對我來說就像一陣耳邊風，不關我事的笑話，我毫無興趣，對邪惡也沒有什麼想法，最多不過是有某些覺察。然而我經常想，不知道有對錯的感覺，心裡有羅盤可以指引方向的感覺如何？我想，如果對事物總是堅持某些感覺，有對錯定見，像大多數人一樣，我的生活不知會變得怎樣？

芝加哥大學神經生物學家迪西提（Jean Decety）專精於社會認知與同理心，他認為道德覺察來自於情緒。特別是孩童對於不公或有害的社會狀況，有很強烈的負面情緒反應，但孩童的情緒道德判斷，會受到成人「背側與腹內側前額葉，就是大腦反映出結果和反應相關價值的部位」影響。因此，兒童認為惡行是惡意的，然而成人卻可以尋求道德解釋，排除意外，分辨惡意的細微程度。

迪西提研究神經機制，決定社會病態者與反社會人格者的大腦，為何不會對不道德產生負面不舒服的厭惡感。我很能理解，社會病態的倫理道德感很遲鈍，對於道德刺激沒有感覺，或是沒有同理心者的反應，因為我就是這樣。雖然我行為不良的時候也會擔心自己，但這種擔心從來與道德良知無關。進化塑造了我們的道德反應，增強我們以利益為優先的反應，就像愛護自己的小孩，以及害怕躲避掠食者的追捕。我本能知道如何假裝是有道德良知的人，也是進化之便。相反地，道德的情緒判斷會使人們做出私刑或「榮譽」殺戮等恐怖的事，而且還能自稱這些事都是「道德的」。

由於社會病態並不會有道德的情緒，我可以說，我們不受道德拘束，因此比較理性，容忍度也高。公平地說，所謂心理正常的人，因為宗教而造成的歇斯底里，對世界造成的傷害，比社會病態還要大得多了（我覺得可能是社會病態者領頭，才雪上加霜）。在漢娜・鄂蘭（Hannah Arendt）的《平凡的邪惡：艾希曼耶路撒冷大審紀實》（Eichmamin Jersusalem）書中，二十世紀初期的恐怖事件，有大半都不是由我這種社會病態者所為，而是同情者受到情緒勒贖的結果。

建議我們承認犯罪，養成道德觀，簡直錯得令人反感，與無神論者的缺乏道德並無二致。雖然強烈道德可以指引人們趨吉避凶，但除了道德，還有其他讓人們做好事的理由。對我來說，遵守法律是理性的，因為我不想進監牢，我的理性不是不去傷害別人；畢竟，一個互相傷害的社會，也會傷害到我。假使道德選擇具有法律和理性原由，我們當然應該選擇做正確的事，而不是只聽從直覺。假使道德選擇缺乏理性，就不應該繼續維繫道德。

我不認為社會病態者會因為任何道德感而做正確的事，他們做正確的事，是基於自己的利益。拿公司來比。有很多公司做的事，是你喜歡的，有些公司還真的會做好事，例如製造疫苗或電動車等，但畢竟原始的動機是獲得利益。但獲得利益並不代表你不能做你喜歡的事，或你在行的事，或與你的世界觀一致的事，或展現你的價值。事實上，良好的道德行為可以為你鋪一條平坦的道路，有助於待人接物，而社交上的順利，也會使你變得更好。

在犯罪的法律上，有兩個錯誤概念值得探討，本質的錯與法律的錯（malum in se and malum prohibitum）。本質的錯，指的是行為本身的錯誤，例如謀殺、竊盜、強暴等。法律的錯誤行為則是由社會禁止，以達成某種社會目的，通常是為了社會利益，例如逆向行車、戒嚴、非法買賣酒類等。本質錯誤的法律是恆常不變的，而錯誤的法律則是會隨著時代變化而變更。

當然，兩者的區別也是爭議不斷。例如數位媒體的複製侵權，唱片公司認為這應該視為竊盜行為，是錯誤的罪行，然而青少年和法律學者卻認為，這只是經濟規則的禁令。

在我的世界中，幾乎沒有本質的錯。我不認為有任何人事物本身是錯誤的。但更重要的是，我不做一件事，並不是因為那是錯的，而是因為我會得到不想要的後果。因此，邪惡對我沒有特殊意義。邪惡並不神秘，只是用來描述一種錯誤的感覺，但我感覺不到。

對於平等或正確性，我並沒有任何期望，因此在邪惡或絕望出現的時候，我也沒有失落的感覺。我不會被想要的欲望或乞丐、可憐飢餓的孤兒、流浪漢等等打動（不過我還是有捐款），也不會因為不公平而憤慨，這跟我對死亡的態度是一致的。我沒有大家做善事理所當然的感覺，也不期望事事順利，我不信對錯，事事有其樣貌，才會多采多姿。

我會受到公正打動，卻對不平等沒有感覺，這個區別可能很奇怪，我想，生命裡有各種層面的脈絡和運氣，因此同一行動不可期待同一結果，而不公平就像人為的干預。我想，這是因為我不擔心危險，儘管我還是會害怕，但我對遊戲作弊沒興趣。如果生命受到人為操弄，那還不如殺了我或是把別人殺死。要不是覺得我比別人更有能力玩這場遊戲，我不會對遊戲維持這麼久的興趣。

在兩百多年前，社會病態者首次被定名為一種特別的心理失調，由法國人道主義者暨現代精神病學之父——菲利普・皮內爾（Philippe Pine），於著作《精神醫學史》（Treatise on Insanity）中表示：「可提供大眾一個嶄新、更可實際操作的瘋癲疾病分類學。」由於朋友受到精神疾病纏身而自殺身亡，使皮內爾產生研究興趣。我認為皮內爾要對長期觀察和對話的病人「道德」治療，負最大的責任。

皮內爾在《精神醫學史》中，舉出三種類型的心理錯亂。一，憂鬱症和譫妄。二，譫妄性躁狂（mania with delirious）。三，非譫妄性躁狂（mania without delirious）。非譫妄性躁狂是指人們雖然有能力也有理性，卻很衝動、沒有道德、暴力、愛破壞。皮內爾歸納出理論，認為患有非譫妄性躁狂的人，只有一部分心理機能有障礙，智力是無礙的。皮內爾寫出這種類型的條件：「可能會持續或間歇發作。認知方面並無明顯變化，但機能顛倒，常置身事外、暴怒，無法控制暴力傾向。」

皮內爾覺得很驚訝，躁狂者的智力竟可以完全不受干擾，這與當時所知的不同，瘋癲是由心理性的機能缺乏或擾亂造成，這是由英國哲學家約翰．洛克（John Locke）於一六九〇年的著作《人類理解論》（An Essay Concerning Human Understanding）所提出。洛克相信，病人不能思考，因此不能在社會裡發揮正常功能。神智健全，關鍵在於理性，失去理性就會精神異常或躁狂。但皮內爾發現了另一種道德性的瘋狂。

一八六三年，英國心理學家普理查（James Cowles Pritchard）用「道德精神失常」來描述像我這樣的人，這個描述讓我很高興。在他的著作《論影響心智的精神失常及其他失調》（An Essay Concerning Human Understanding）中，普理查推崇皮內爾的病例研究，他註記有這些人存在：「許多個體遠離群眾，但尚未全然離開群眾，孤獨生活，仍患有某些程度的精神異常，這些人通常反覆無常，個性古怪。」

普理查的信仰虔誠，他掙扎心理疾病除了是心理折磨，還可能是靈魂苦難，他認為道德墮落是一種病，在醫學上有歸類，可以臨床治療。他不是第一人，但他是最猛烈抨擊社會病態的人。一個可以完全控制自己心理機能的人，卻不願過著正確的人生。普理查設定的理性就是有道德的，和皮內爾一樣，他被「欺騙不是壞行為的根源」的想法搞得心神不寧，所以，邪惡的行為在某些方面的確非常理性。

皮內爾相信，大多數人的情緒性道德觀經驗，天生就比社會病態者的理性道德決斷更加優越。但我並不同意。每個人都有自己做決定的捷徑，不可能每次都蒐集完整資訊仔細斟酌。例如你在夜店和人爭吵，對方揍你的臉，你會決定要捅他一刀嗎？有同理心的人會利用情緒捷徑快速做決定，以這個例子而言，你會想「該給這混球好看」或「如果真的殺了他我會很難過」，社會病態者不在乎也不會在乎，我們有其他的捷徑。

許多社會病態者的捷徑是「隨便」或「我是為自己才做」。他們決定以理性方式來為自己的生活增加利益，因此他們的所作所為都是為了自己，忽視別人的需求和要求。即使這些人的行動出發點很自私，不過平常你在街上並不容易遇見他們，因為他們大多在監牢裡，不能隨便外出。除了最極端衝動、暴力的社會病態者，做決定的範圍其實很廣大，從自我投射到深思熟慮。有些社會病態者能夠控制衝動，深知坐牢無益，他們選擇避免違法。（如前例，他們會想「殺死這個混球，但失去的不便太不值得」。）有一個我部落格的社會病態讀者，他雖然了解自己的所作所為是危險、錯誤的，仍堅稱「我有幾條界線是絕對不會跨越。」他有清楚的意識，但並不表示他不會違反各種小規範，例如吃帳或情緒勒索。

其他像我一樣的社會病態者，已經形成一種更有「紀律」的生活，以宗教或信仰為行動依歸，甚至最低限度的依據是自我利益或自我保護。當我們要做決定的時候，會有行為標準或法規（「我絕對不殺人，所以也不殺這個混球。」），另一個社會病態者在我部落格留言：「有道德不如有倫理重要。」通常，我的假道德羅盤運作良好，大部分時間指示我去做的事，都是一般人認為有道德的事。但是社會病態者所謂的「法規」卻並不完全符合一般人的見解，尤其是團體裡行為規範的潛規則。例如我認識一個社會病態者是毒販，但他有對妻子很好和對員工很差兩套標準。我也一樣，通常我不會牽涉到犯罪行為，但不表示我不會展現自己的需求，我偷的東西從你覺得很噁心的內衣褲到高價腳踏車都有。我想別人也會做同樣的事，與其他社會病態者談話的經驗中，我發現完全的機會主義與實際的功利主義並不少見。有個讀者這樣解釋：

我是個「高智商」的社會病態者，我沒有吸毒，不犯罪，不以損害別人為樂，平常也沒有人際問題。我的確缺乏同理心，不過我認為大多時候這是個優點。我知道是非對錯，知道要做好事嗎？當然。好人有好報，我喜歡和平有秩序的世界，這樣我才會活得舒服。因此我不犯法，不是因為對錯，假使我不像現在這樣，有足夠的專業可以賺很多錢，我想我可能就會鋌而走險。不過既然我有專業，就不需要去冒險。壞人有報應，我不是基督徒，但我懂得「己所不欲，勿施於人」。

但有時大多數人認為的道德正確，卻很沒有效率。在我被法律事務所辭退後，有一天下午，我偷拿鄰居的腳踏車，和進城拜訪的朋友一起去海邊。腳踏車放在地下公共停車場，沒上鎖，上面積了一層灰，輪胎也扁了，我一眼就看到它，就算拿來用。想必那個陌生的鄰居也不會發現。我想像如果開口向她要求借車，告訴她原由，她就會答應，但如果壞掉我要負責修理。我表示騎出去可以幫車子齒輪順順油。車子是拿來騎的，應該隨時呈預備狀態，不是放在車庫裡沾灰塵，這樣有傷成本。而且我願意付點錢當作是租金。

這整個假想的程序，我實際上並沒有去找鄰居處理。我擔心她不會同意我的想法，太冒險了。我開始找理由，人可能會沒有理性，因此要相信他們會做出有效率的決定，是不可信的。她可能只因為不認識我而拒絕，這是不理性的，我們之間的資訊不對稱，她心裡認定我是未知的，因而造成扭曲的決定。不過我真的沒有想要偷車，我只是借用幾個小時，而且歸還的時候還會整理過，我只是無法向她保證，因為現在的人都不信任別人。

最後，她可能因為自認腳踏車有超乎一般的價值，或許她原本買車花了一百美金，但二想要每週末騎到海邊玩，因此在感情上對這輛腳踏車的價值一直停留在一百美金，但二手價說不定只值十美金。我經常想，她和先生過著超過自己能負擔的生活，這間高級公寓住的多是年輕的專業人員，而她們夫妻開的卻是八〇年代的老喜美。要是她發現這台破腳踏車不見了，可能會很難過，不過畢竟她沒什麼有價值的東西。因此我很容易說服自己，我比她更懂得好好處理那台腳踏車。更何況，既然她不會知道，就不會難過，而且我也沒空跟她來往。

晚上，我把腳踏車安然無恙地歸位後，不久家門傳來一陣憤怒的敲門聲，還有更憤怒的指責聲。看來她回家以後發現腳踏車不見了，驚慌不已，著急地找了幾個小時，（真的有去找嗎？去哪？找了幾小時嗎？）正想放棄，卻發現腳踏車已經回到原處。她也發現她先生的腳踏車同時不見了幾個小時。既然一切真相大白，我只好承認凶手是我。

我的坦白反而讓她不知所措。我提出金錢補償，結果不但使她覺得受辱，還威脅要打電話報警。不過我告訴她，報警對她無益，因為在技術上我不是小偷，首先我並無意圖想要剝奪她的財產。她頂多也只能控告我侵害她的動產，不過證明損失需要費很大工夫。她驚愕地看著我，然後威脅要告訴管理處。我覺得她只是空包彈，就算如此，我因為丟了工作，也正好趁機可以搬到比較便宜的房子。

我不在乎被抓包，交易本來就有風險。假使我沒有被抓到，根本就不會記得這件事。類似的事情太多，我根本懶得想。只是看得出來人們對我沒有懺悔的意思，感到很感冒。小時候我和兄弟姊妹出去胡鬧，父親會用皮帶教訓我們，叫我們排成一列輪流用皮帶抽，接受相同的心理和身體羞辱。不過我並不為所動，從來沒哭過或喊著後悔。我對父親的強烈主張無感，更重要的是，我不覺得處罰有什麼重點。一則是因為，我知道父親想要我求饒，所以我不想順他的意。一則是，我的眼淚是用來操弄的武器，對打人父親來說沒有作用。我只會產生一種冷冷的憤怒，注意力都放在怎樣報仇。我有兩個比我大很多的哥哥，但被打得最嚴重的總是我，在臀部和大腿都留下許多抽打的痕跡。長大後我問父親為何這樣對我，他說他不記得細節，不過我當時造成兄弟姊妹們的生命危險，所以才會被打得這麼嚴重，不過如此的重罰下，他還是沒能達成目的；我的無動於衷讓他覺得我堅持不讓步，所以他只好越打越重。我鄰居的反應也一樣，我沒有表情地陳述侵害財產的法條，她心裡很清楚，她要的不是補償，而是道歉，彌補她所經歷的侵害。我很難理解這種無形的東西，我不是沒有感覺，而是無法預測別人的想法。所以我開始放低態度、道歉，不過她還是不滿意，覺得我不是真心後悔，跟我父親一樣。我並沒有任何來自上天的悲憐，因為我不是迷路的羔羊，我自有定見。「借用」腳踏車是值得的。

這種行為或許不夠風雅，但是否不道德？皮內爾沒來由地厭惡社會病態者的不道德，是因為他有一套特殊的道德觀。暫時取走鄰居的腳踏車，真的是我的錯嗎？沒錯，如果你認為侵害別人的財產是一種不道德的行為，但在法律上不見得成立，如果你受困於暴風雪中，你可以侵入別人的房屋取用雪橇，但需要負擔對方的所有損失。這種必要防衛的辯護前提是，如果你能找到房屋所有人，對方必然會答應你，即使對方不答應，你還是可以用必要防衛作為辯護，例如你們在道德上是死對頭，即使你家著火對方也不會可憐你。儘管房屋所有人可以控告你，但在法律尚未必會受到支持，因為那是不理性的，甚至是不道德的。當我們透過理性來看（而非皮內爾的宗教見解），我的鄰居不理性地拒絕借我腳踏車，也是不合理的。根據社會規範，我的行為不檢，是因為我看起來沒有要懺悔的樣子。

在合同法中，有一個概念稱為效益違約（efficient breach）（註4），大多數人都認為違約是錯的，因為已打破承諾，然而還是有一些好的違約，以法律和經濟的語言來說，是有效的違約。假使依照合約進行，會造成更大的經濟損失，就會發生這種情形，因此還不如你不執行並賠償損失來停損。例如我答應和某人約會，甚至嫁給他，但我們其中一人日後發現更喜歡的對象，因此對雙方來說，最好的處理方式就是違反承諾。如果你像我一樣認同效益違約的價值，就不會因為伴侶有外遇而傷心。

在效益違約中，不道德的行為可使人人受益。我的生活早在進入法學院之前，就已經依據這個原則。自孩童時期起，我便了解，這個世界就是選擇和結果，原因和影響，如果我想要打破規則，也願意承擔後果，就沒有人可以阻止我。

我以這種自我提昇的方式，來計算所有作為，賭注通常會下很大。當一個好友的父親被醫師診斷為癌症，我便停止與她來往。這件事聽起來很冷血，的確如此，我這麼做並非不喜歡她，我還是喜歡她，但我發現，我無法再享受她帶給我的各種福利，包括良好的建議、有趣的談話等，因為她變成一個可怕的人。我花費數個月投資在紅色禁區，一直沒有起色，我發現我已經沒有辦法繼續戴著同情和無私的面具，維持關係只會傷害我們兩個人。

因此，我斬斷感情，離開。儘管有各種損傷，但我束手無策，因此最好就是效益違約。即使我把她受傷害的痛苦也囊括在數學等式裡面，相信她也都能了解。由於得到的答案是負值，因此通常代表友誼的結束。在這個情況中，我的放棄對她有益，特別是考慮到，我已經不能再支持他，對她的態度只會越來越差。我並不是因為不再關心她而離開，我的關心依然，一切都是效率。剛開始幾個月我覺得如釋重負，如果有人提到她，我只能感謝自己不再處於那種無法承受的情境。然而我也開始感覺到生命出現空洞。不過，這些都屬於成本效益分析（cost benefit analysis）（註5）的一部份，因此我了解，就算我不後悔，但這種情況經常會造成後悔的情形。

當然，效益違約在現實世界會造成負面效應，在商場中違反承諾會減低信賴，造成當事人未來交易的困難。例如如果你離婚多次，人們不會相信你，也不會再跟你談感情。這個問題很大，因為無論我如何理性地決定，是否要遵守規則或違反合約，人們總是沒有效率。他們總是要更多的感情，更多的連結和承諾，更多以前習慣的東西。有時我會懷疑，我的理性決定是否能彌補不足的同理心，結論是不能。人們認為同理心是與生俱來的，道德感也是原本就存在內心的，只可惜我跟大家不一樣。當你傷害你愛的人，心理感到內疚，是一種內在機制，用來保護你不要失去他們。不過我從來沒學會這件事。同樣的事情我來做，結果經常是失敗。

幸運的是，我的社會病態有另一個特徵，會保持樂觀，堅持自我關懷，我也學會覆水難收。生氣的鄰居後來再也不來煩我，朋友的父親死後，我們開始聯絡，又成為朋友，她和家人拋開過去的傷痛，原諒了我。狹義的社會病態，是病理學的範疇，有時候我覺得像阿基里斯，為了要變成超人，必須有一個弱點，我覺得這個交換很公平，而且我不認為他的死亡是必然的。

但我並非完全對悲傷免疫。在所有負面情緒中，我認為後悔是最悲哀也最強烈的。生活就是一場選擇，會發生各種悲傷的事，我覺得無妨，最困擾我的是，我沒有發現，是我自己造成了自己的失意，因為未曾發覺事件超乎想像的發展，而感到失意。這是極端的失去力量，我並不認為，我所做的所有事都不重要，而是我的做為會讓事情變得更糟。

大學時期我在音樂課遇見一個女生，她解放了我的真實個性。我們在試演會的選拔，分在同一組，雖然她演奏得比我好，我還是勝出。她屬於天性善良的人，具有感染力的微笑，使人感到開心，個性嚴謹，友善，就算她有什麼不對，人們也不會嫉妒或討厭她，大家都喜歡她。

我總是故意接近她，使我的名聲可以一併被拉抬。我利用她容易贏得他人喜好的性情，來遮掩我的偽裝。但我敗就敗在這個地方。我太努力想要了解她，彷彿她的風情和魅力是經過精打細算，是故意編造的結果，讓我可以複製，可惜她的所做所為只是意外，是因緣際會的聚合，連她自己都無法預料。她就是原本的樣子，沒有任何偽裝。

我了解，因為我偷偷看過她的信件和日記，因為我想要知道所有她吐露在紙上的不安情緒。有一天她抓到我在偷看，後來她就開始躲我。

我們都沒有再提。我一向不重視人際的界線，因此經常做這種事。同學們開始把我當成怪物。偷看是件微不足道的事，根本算不上過錯，我相信大家都想要偷看。現在他們把錯誤都算在我頭上，我變成壞人，他們都成了好人。我並不完全了解我犯的是道德錯誤，但再也沒有人要理我了。

我的信任基礎已經瓦解，已喪失社會的善意，我被迫用困難的方式生存。這是再好不過的事。我終於無法再忽略，我的行動已經與真實的我一致。面對完全的社交孤離，我只能完全忠於自己。

我開始了解，我並不懂自己，也不知道做事原則。我不喜歡這樣，因此決定要以友善的好奇心來對待自己。我不帶批判和操弄地觀察自己九個月，我不是苦行僧，只是想要找到真正的自己。當時我的指導原則是堅持誠實和接受，我想，假使我對自己有足夠的了解，就可以得到快樂還有一切，像一個監禁犯人，可以用任何工具挖穿水泥牆。

九個月結束，我得到幾個結論。第一，我並沒有什麼真正的自我。我像個神奇畫板（一種控制旋鈕用磁粉作畫的玩具畫板），甩一甩就可以重新畫。過去幾年我卻開始相信一些不屬於自我的事，例如我天生外向又有魅力，因此自認性情溫暖。由於假裝符合社會期望太容易，我都忘記自己是在偽裝。我找來所有成長的書，長大後人們會突然轉變，好像是在說我。在現實生活中，我失去了童年和青少年以來擁有的自覺，我一直相信的其實是海市蜃樓，靠近就會消失，無影無蹤。我很快發覺我的生活就是這樣，我編織的故事只是幻覺，好像大腦無法判斷視覺幻覺一樣。我一直告訴自己是正常人，只是比較聰明，我的感覺和同齡的聰明女孩一樣。不過，現在我覺得自己夢醒了，不用忙著編織故事，我失去了自己。如果我是尋求涅槃的佛門子弟，沒有自我將是重大突破，可是我卻一點也沒有成就感；沒有了自我，感覺到的是自由。

我當然知道，加入人群的時候，我會大笑，陰謀籌劃，玩操弄手段。操弄是我與人們連結的基本狀態。人際關係就像是一場互動的舞蹈，我總是在計畫下一場舞蹈可以將我的利益作最大發揮的舞伴。我喜歡權力和激情，我對活動本身沒有興趣，那只是技巧。除了性的誘惑，我更喜歡控制人心。施展魅力很容易，我有各種騙人的鬼點子，喜歡找樂子，雖然對自我無感，但我還是很能為自己著想。沒有自我依然活得很好。世界自然有我的一席之地，就像分子需要酵素，我就是不受影響，但可影響反應進行的酵素。又像尋找宿主的病毒。我跟別人不一樣，我知道我存在，會反應，會互動。你可以說我是幻影，但幻影也是存在的，更重要的是，人們會產生反應。

我相信，有魅力、愛操弄、撒謊、性濫交、善變、缺乏同理心等，都是社會病態者缺乏自我的特徵。我相信所有人格異常都具有自我形象低落的共同點。一般認為，社會病態者的自我形象有大有小，這個概念起初不太適用於我，但科學期刊裡經常沿用。我把所有描述社會病態者的字詞，只要符合我個人經驗的，都蒐集起來。心理學家看著社會病態者的特徵，心想，雖然他們知道特徵，卻不明白原因。我認為，我們這種人的行為，大多起源於我們沒有明確的自我感覺。我相信這是社會病態者最主要的決定性特徵。

加州大學北嶺分校的霍華．卡姆勒（Howard Kamler）教授的研究，最接近這種社會病態者辨認方式。卡姆勒提出爭論：「社會病態者不只是缺乏強烈的道德認同，而是極可能缺乏強烈的自我認同。」社會病態者從不後悔，不是因為缺乏良知，而是不覺得背叛自己。「若無強烈自我意識，當他違反生活規範，也就不會有失去正直的強烈感覺，這正是我們一般人自我認同的中心。」例如我從不會因分手而悲傷，因為我從來沒有自認是「女朋友」的情感依附，同樣的道理，由於我從未定義自己屬於成功的社會經濟精英族群，因此從名望階級除名，領取政府長期失業金，接受親朋好友的援助，對我來說並沒有困擾。我知道自己的能力，這樣就夠了。任何時刻我都不在意自己的狀況，但我對別人如何看待我，卻覺得很重要。

沒有自我建構的自覺是怎樣？我的自覺大多是間接觀察我對他人影響的結果，我知道我存在，因為我看見人們承認我的存在；像我們知道宇宙中存在暗物質，不是因為我們看過、測量過暗物質，而是我們看見暗物質隱形的重力效應，使得經過的運動物體路線扭曲。社會病態者遮掩自己的影響力，就像暗物質一樣，但社會病態者的效應是看得到的。我看見人們對我的反應，因此了解，「我這樣瞪著他們，他們覺得很害怕」，我的自覺由數百萬個這樣的微小觀察組成，像點彩畫建構出一幅肖像畫。

童年時期，我的自我比較容易定義，也容易忽略。我屬於家庭的一份子，學校的學生，教會的一員，我的惡行不會背叛自己，只會背叛別人。我習慣人們盯著我看，因此我總會提醒自己要時時注意。長大後，我沒有同樣的外在環境，所以更有機會自己做決定，但行動也有更多永久性的嚴重後果。因此我心中的道德羅盤非常有用，幫助定義並限制我的行為。我個人的效率和宗教規範，多半會讓我走在正路上。

我很少違規，頂多只是扭曲規則。摩門教徒以嚴格的飲食限制聞名，最重要就是禁止菸草、酒精、咖啡因。而我喝綠茶和健怡可樂，看起來已經違規，但我採信一個原創者對這個規定的解釋。原本最初禁止咖啡因是指「熱飲」，因此不包括冷飲。而且在規範形成的時候，還沒有綠茶這種飲料，因此自然不屬於禁止之列。結果我就上癮了。

對於教會成員有較大的影響是禁止婚前性行為，也有模糊的部份。在祖父那一代，意指「禁止性器官接觸」。有一次父親告訴我，教會領導建議年輕男性，「保持道德，動口即可」，不過父親現在不承認說過這句話。「性關係」的範圍很小，這些字詞的定義都很模糊，教會會讓成員各自解讀。因此我也有我的解釋。在教會的規範內，我發掘自己豐富的性生活，如同詩人改寫十四行詩。

摩門教徒必須繳交十分之一的「收益」給教會，不過這個規則也一樣可以各自解讀。我以繳稅的方式處理這件事。我遵從規則，但會提高減免到最高程度。我對教會主張的權威，從來不在意。

教會除了提供正確性的道德確認感和信仰教條，我與教會的聯繫，對我的意義在於有效率的語言。事實上，我必須承認，沒有實驗可以證明造物主是否存在於宇宙間，終有一天我相信我會知道。假使教會的教義為真，表示我聰明地投資，得到永生；假使為非，至少我的現實生活是依據理性的道德規範，對未知的未來沒有可見的效應。我了解，我的生活信仰，是賴以生活的基礎建設，提供我無限的愉快與基本的喜悅。

即使沒有宗教倫理規範，高功能社會病態者也終會學到，他們的力量可以做好事。社會病態者除了故意剝削別人，也能選擇運用天賦，建設而不破壞。有時選擇要操弄或剝削別人的弱點，會造成自己的弱點，不僅傷害名譽，還會養成可憎的反社會行為，甚至上癮。控制衝動使社會病態者能形成有意義的長期人際關係，不再離群索居。真心想要尋求力量的社會病態者明白，最偉大的力量是自制。

註4：效益違約（efficient breach）：以波斯納（Posner）為代表的法學派提出，當一方當事人只有因違約帶來的收益超出自己及他方預期，違約才是一個理性選擇。

註5：成本效益分析（cost benefit analysis）：通過比較項目全部成本和效益評估項目價值的方法。

第 6 章

悠遊權力遊戲

之前我到紐西蘭旅遊，看見一個多樣性的生態系。在人們出現前，整個島幾乎都是鳥類群居，佔據所有食物鏈，從飛不動的小鳥，到巨大的、吞得下幾十公斤獵物的掠食鳥類。幾百年來，鳥類佔領著這個世界，沒有人類，甚至沒有哺乳類，是一個充滿羽毛、鳥喙、腳爪的世界。在這樣的環境中，鳥類獲得各種最佳能力與自然防衛力。

十三世紀時期，歐洲人忙著打宗教戰爭，玻里尼西亞的冒險家來到紐西蘭，帶來老鼠。這種生物的毛皮取代了羽毛，囓齒取代了鳥喙，腳趾取代了腳爪，原本的鳥類從沒有對付過這種生物，無法抵擋。飛不動的小鳥原本遇到驚擾，是以靜止不動躲避掠食飛禽的侵襲，結果遇上老鼠，牠們也用同樣的方式來抵擋，結果卻被咬死吞掉。

像這樣從沒遇過老鼠或人類的小鳥，在科學上有個名詞，稱為「素樸（naïve）」（是指自行建構，解釋科學概念抱持的理論）。我很著迷，紐西蘭就像伊甸園，除了偶爾有的侵略者前來尋找犧牲品，小鳥可以安詳地棲息。

我常想，我遇見的人就像這些小鳥一樣「素樸」，因為他們從來沒遇過像我這樣的人。社會病態者對世界的期望與一般人不同，因此他們眼光也不同。當大家用各種情感花招來分散觀察者的注意力，避免醜陋的真相，社會病態者卻專心一致。我們就像老鼠遍布在鳥類的島上。

陷於恐慌的小鳥，遵從不抵抗的直覺，成為命運的犧牲者。我從未渴求和平的伊甸園實現，也不期待人們只懷有善意。我是老鼠，我不聽藉口，不理會懇求，奪取每一分利益。很多人都跟我一樣。

我在法學院遇見一些最不道德、最愛操弄的人，像是系統裡罔顧小鳥性命的老鼠，即使我遇見這些人都難以招架。他們為攫取最大利益而算計一切，即使利益極微小也在所不惜。這些人心中受到強烈的欲望驅使，有能力做屠殺、盜匪等種種毀滅的事。不知其中有多少人經醫師診斷為社會病態者，但根據醫學研究和本身經驗，這些人比一般人更可能是社會病態者。很多人都是我遇過最有趣的人，一點也不危險。他們都不是狂熱的人，應該說我們都不喜歡引起旁人注意。

法學院的環境，使人們都變得像社會病態者一樣。學校鼓勵我們看待成功為一種零和遊戲，並輔以數字精確測量。每學期末，全美法學院的學生排名公布，成績的高低與未來職業的成就有直接關係，好像人人頭上都有數字評估，看起來就像車站的跑馬燈，只要環境一有變動，數字立刻跟著改變。

當然，我的系統遊戲很完美，我在法學院三年六學期，每學期經歷都對我的履歷增色不少。第一年暑期實習，會決定我能不能得到第二年暑期實習全額獎學金，這是我在聯邦法庭法院書記申請結束前，提高GPA學業成績平均點數的最後希望。我做Excel表格，算統計，選擇對的老師和同學，來幫助我得A。我排課程的時候，善加運用學校的寬鬆機制，讓法學院學生可以選爵士樂創作、民族音樂學、電影欣賞等加分課程。當法學院同學努力學習錯綜複雜的聯邦管轄權，我卻悠遊在課堂裡，看著兩個同學頭頂冒煙地爭辯著，究竟圖瓦喉音歌手（一種用喉音的演唱方式）是否仇視女性。最棒的地方在於無論我做什麼都沒有錯，這就是數字之美：我們的分數是不公開的，不管和善或粗魯，也不會加分和減分。

我的報告比真實人生美好。在紙上，我享譽成功；生活中，我不盡順遂。我不是用平常的人格建立，有時候要臉皮厚著做一些手腳不乾淨的事。

我毫無廉恥地要求、誘導別人，不惜任何代價也要得到自己想要的東西。我在楊百翰大學的時候，參加所有最傑出的音樂團體，還在冬季奧運閉幕式演出。出色的履歷表，都是高壓的結果。怎麼做到的？很簡單。樂團都是男性，所以我向大學當局投訴系上有性別歧視。念法學院的時候，我透過少數民族和女性請願活動，走後門進入高名望的學生法律編輯委員會。雖然那只是一個不重要的活動，我卻積極參與，再度藉由性別問題成功入選。畢業的時候為了要拿榮譽生，我吵著讓教授額外加分。為了得到第一個實習生機會，我對面試官卑躬屈膝，極盡諂媚之能。我用力盯著她的眼睛，急切地懇求說：「我真的要這份工作！」

我樂於當別人眼裡聰明的成功人士。即使我的所作所為對某些人來說很醜陋，我不在乎看見厭惡、失望的表情，只要我能在畢業典禮成為榮譽學生的一員，一切無所謂。現在看到那些徽章，我依然毫不羞愧地承認自己很開心。

法學院畢業時，我得到一個名聲很好的應召工作（每個律師都是高級應召女），在洛杉磯的一間夢幻公司，賺的錢令人瞠目。我預支第一個月的薪水，把自己的衣櫃徹底打造成洛杉磯的高級時尚，等我坐到辦公桌後面，發現自己沒興趣做事，才知道我是重外表不重內涵的人。

我不覺得走後門有何不妥，因此我可以維持這種方式繼續生存，我甚至覺得很驕傲。我有資格得到成果。從任何方面來看，我是贏得人生勝利組的指標；我學業成績保持名列前茅，資歷傲人，事業軌道起飛，簡直像是詐騙，這個遊戲實在太適合我。年輕的時候，我並不滿足於全部拿A。讓我驚訝的是，我不必怎麼用功讀書就可以拿到高分，就好像我當律師一樣；我不是真心想當律師，只是在演戲。整個法律界就是一場大騙局，我只是其中一個冒牌貨。

我熱愛辦公室裡那些微妙和不微妙的權力遊戲。我成為了不安全感的鑑賞家，利用我的知識來操弄後進和前輩。擁有很大權力的律師，他們的不安特別美味可口，具有精緻的紋理。他們和一般人有一樣的身體形象、年齡，其他模糊的部份更令人著迷。

例如隔壁辦公室的合夥人對自己有六個小孩感到不安，他生這麼多小孩不是由於宗教戒律，因此覺得有必要就此部份加以解釋。在公司聖誕晚會上，他喝了雞尾酒，有點醉，我們在角落說話，我露齒微笑，親切地讓他口吐真言，身為都市專家卻有太多小孩，實在是罪惡。然後他提議讓我成為論文的共同作者。星期一上班的時候，我沒有多提他那天的承諾，但他羞覺自己對我吐露太多。

每個人都有避免自己受傷的防衛機制，利用策略來掩飾自己的弱點，避免被剝削。從小在貧民窟長大的女孩，只穿 Christian Louboutin 鞋子，戴 Hermès 方巾。納粹的孫子在多文化餐廳工作。從小有學習障礙的孩子，長大以後在最好的大學攻讀哲學博士。這些防禦機制必須確保你是隱形的，否則沒有用。假使你暴露蹤跡，讓別人看見，你會變得赤裸，只好站著等別人把你吞掉。完全被看穿是一件很痛苦的事，人們看見的不僅是你卑鄙的過去，也看見你不願承認的奮鬥。

就像打橋牌，許多人都在動作行為中不知不覺透漏訊息，讓我窺見他們的力量和弱點。我遇過的所有人，對自己的社會階級或經濟狀態，或多或少都能感到不安。這些自我懷疑會滲入一個人生活的各層面中，例如在壽司餐廳要怎麼拿筷子，或是怎麼向郵差打招呼。在這種情況，我可以用一種輕鬆慷慨的容忍，表現些微的不認同，建立一種有利的權力動態。這是一種高貴壓迫。

我曾被指派去協助一個子公司的資深合夥人，她的名字叫珍，我們每隔幾個星期才會見面一次。在律師事務所，對於只比你多幾年資歷的前輩，你也要畢恭畢敬，把對方當成權威來供養。珍很注重這點。我看得出她從來沒有享受過如此的權力，她蒼白的皮膚上出現老化的斑點，飲食失調，衛生不怎麼樣，這些都不屬於高級社會精英的證據。她一直想讓自己擁有某些特權，然而效果卻不太好。珍終於在公司得到些許權力，回應她多年來的夢想和勤奮，她滿意地得到一份伺候律師高層的工作。她很想把自己獲得的權力昭告天下，但她笨手笨腳，處理事情時，一下子太過嚴厲，一下子又太過放鬆。看得出來她自己也知道，這種虛有其表的權力和自我懷疑的組合，讓我覺得她更具有娛樂性。

我不敢說自己是她最好的同事。珍和別人一樣，認為我的成就名不符實。她努力打扮入時（病懨懨的卡其色套裝和大墊肩），我穿夾腳拖和T恤，我得到的機會卻比她好。她努力加班拿薪水，我卻可以週末放三天假或出國一星期，薪水照拿。公司的潛規則就是不要放假，但我的潛規則就是不要遵守潛規則。只要看看我的出缺席表，她就可以發現我是自大狂，完全藐視公司的規則。她不恨我，只是不知該拿我怎麼辦。我存在讓她覺得不公義，甚至是厭棄；要是她知道我把靈魂賣給魔鬼，想必她會不計一切想要他的電話和聯絡方式。

有一天，我正要去她辦公室開會，她正好吃午飯回來，我們在大廳不期而遇，一起去搭電梯，電梯打開時，有兩位高大英俊的男士在裡面，其中一位是法國人，兩個人都在和我們公司同棟樓的創投公司上班。你可以看得出來，他們兩個的紅利有幾百萬美金，開的是蓮花或瑪莎拉蒂跑車，就停在地下室停車場。律師算滿有錢的，不過律師客戶們的財富才真正令人咋舌。

兩位帥哥談的是昨晚的交響樂團，剛好我也有去。我不是常常去聽交響樂，剛好昨晚朋友多了一張票。我隨意問了一句，兩人的眼神突然發亮。

法國帥哥說：「遇見你真幸運！也許你可以幫我們評評理。朋友認為昨晚演奏的是拉赫曼尼諾夫第二號鋼琴協奏曲，我則認為是第三號。您說呢？」

我沒多想便回答：「如您朋友所說，是第二號。演奏得真美妙，不是嗎？」我根本記不得，其實正確答案是第三號。不過，答案對不對並不是重點。

兩人感激地謝謝我，不久他們下了電梯，留下珍和我在無聲中的空間中上升，給她一段空白思量我的才智與社會優勢。她自小就熱愛閱讀《曼斯菲爾德莊園》，因此一直夢想有一天能有這種精英階級式的偶遇，她去聽交響樂，然後與陌生的英俊男士進行一場睿智的討論。因此她進入名列前茅的大學，進入一間高名望的公司，希望有一天夢想中的王子能夠出現。王子來了，但公主不是她，是我。

我們進入她辦公室的時候，咖啡因的作用加上她是否枉費一生的擔憂，珍顯得有些恍惚不安，原本應該討論她交給我執行的計畫，結果她卻滔滔不絕地說起自己從十八歲起的生命抉擇，她對工作和自己身體的憂慮和不安，幾年來她喜歡的男人不愛她，不喜歡的女人愛上她，還有許多我都記不得了。電梯事件後，我知道她已經落入我的掌心；我知道她從此以後看見我，心情就會動盪，她擔心對我吐露太多實情，她恨不得想扒光我的衣服或甩我一巴掌。我知道她因為我夢魘難安，即使時間過去多年，直到現在，只要我給她一個微笑，她的手依然會發抖。當然，得到權力已經是我最好的回報，憑著我倆之間建立的微妙互動，我可以輕易得到三週的有薪假。這是額外的報酬。

我想，社會病態賦予我天生的競爭優勢，這是一種植入大腦的獨特思考方式。我具有無比的信心。對於一個團體中的影響力和權力流動，我具有高度的感應力。大難臨頭，我也未曾在臉上流露驚慌。我相信有許多時候，很多人寧願會做一些社會病態的事。社會病態使我脫離公開演說的恐懼，不被情緒吞噬。有時我很難分辨恐懼和情緒，我只知道這兩件事影響不了我。

在凱文．達頓（Kevin Dutton）的作品《非典型力量：瘋癲的智慧、偏執的專注、冷酷的堅毅，暗黑人格的正向發揮》（The Wisdom of Psychopaths）中，作者爭論如漢尼拔一般的殺人犯與技藝高超的外科醫師之間，僅有一線之隔，但兩者都明顯缺乏同理心。社會病態者無懼、有信心、領導力強、殘忍、專注，因此最愛追逐成功。這些社會病態者的人格特徵，卻是為廿一世紀追逐成功者量身定做的條件。我利用這些特徵來攀爬社會階級，從一個格格不入的孩子，到資賦優異的音樂家，再到名校法學院學生，現在是薪資豐厚的律師，最後，我不排除未來會高飛到什麼境界。

社會病態者的思考非常快速。近來研究顯示，社會病態者的大腦是以一種混沌的方式學習，類似注意力缺損失調，因為他們會把資訊打破，片段訊息會隨機進入左右腦，或許是這種怪異的記憶儲存系統，社會病態者連結左右腦的胼胝體神經束，比一般人的神經束長而細，結果造成社會病態者左右腦間的訊息傳遞速率比一般人要高。

當然，研究專家從未認為社會病態者的大腦高訊息傳遞速率，比同理心者更具優勢，這種高速率卻暗指社會病態者「少自責和情緒反應，社會聯絡低，是典型的心理病態標誌」。一般人，甚至是科學家，都不敢承認社會病態者的頭腦比較好，我讀過的每一篇文章，即使有討論到社會病態者大腦具有的優勢，最後的結論依然是，這種大腦不正常。有一篇關於社會病態者胼胝體的文章，標題竟然就是《失常》。不過這個標題有兩層意義，其中一層代表這種偽科學的偏見，但本身是「失常」的。

不過我還是要承認，我沒辦法一心二用（相信大部分人也做不到），我天生就是專心一致，一次只能處理一件事情，但我的思緒跳動往往會讓人誤認為我有 ADD 注意力缺失症（無法長時間專注）。不論我看起來如何，我的注意力可以絕對集中，這都要歸功於腎上腺素的功效。有時專心並不是一件好事，像是之前提到我在地鐵不小心走到壞掉的電扶梯，導致我想要殺掉那個討厭的工人。但在緊急關頭，專心卻有大用。即使環境再吵雜，我也不受影響，我和其他競爭者不同，完全不受外人、生活小事或不安情緒等的干擾。場面再瘋狂，我還是能表現得一派悠閒自在。我想這就是我學校考試表現良好的原因，我從沒有掉出全校排名前1％。有次我參加法庭模擬比賽，評審法官說：「我差點要過去檢查看你是不是還有一口氣，你看起來和雕像沒兩樣。」

在加州律師考試期間，每個人都在抱怨壓力太大。舉行考試的會場中心，看起來像壓力爆破站，每一吋空間都塞滿了人，或坐或臥，焦急地想要回憶過去幾週生吞活剝的課本，背包和公事包裡的資料散落了一地。這幾個星期，我卻到墨西哥度了假，還駕車跨越美國旅行，還教會侄子外甥們學會游泳。就許多標準來說，我從來沒有準備充分過，但我卻能保持冷靜，將注意力集中在我所學過的法學知識，讓效益放大最大。結果，那些比我聰明、準備也比我充分的朋友，卻無法像我一樣通過考試。心理學家將此種專心一致心態描述為「心流」，他們指出，運動冠軍、音樂大師等人，在表現出自己最傑出一面時，就是處於「心流」的專注狀態。透過這種高度專注，我可以用最少的工作來達成最高的表現，無論是在學校還是工作，完全是因為我可以在當下運用正確的心理資源。

對於其他需要多種注意力的活動，例如到機場搭機、與多人談話、玩橋牌、悠遊於公司內部會議的政治角力間，我漸漸學會一心二用，將專注力分散到不同目標上面。有個醫師告訴過我類似的情形，他稱為「形勢覺察」，這和靜坐不一樣，靜坐是要減少思緒，一心二用則是要同時注意和感應數件事。根據自由潛水家Natalia Molchanova所說：「你開始要學怎樣不看中心而是周圍，就像看電視螢幕一樣。」她提到，當人們遇到需要快速做決定時，由於壓力因素，會造成注意力分散，使反應遲鈍，「緊急狀況的情緒反應會導致錯誤判斷，產生恐慌」。我學會一心二用後，變得很敏感，進入整體經驗狀態，又稱出神或入定，感覺很高興，而且很有用，特別是可以讓自己藉由不甘願的反應，來練習掌握全局，以免單一反應壞了大局。高度的專注力使我在進行某活動時，會忽略其他的誘惑，需要注意力的遊戲，是我使自己掙脫感覺的束縛，得到自由的最好辦法，使我獲得某種程度的社會和專業地位。

在我還沒有被診斷為社會病態者前，我的與眾不同，讓我費盡心思，想要像別人一樣在世界上立足。但想必我的努力還不夠。在律師事務所，我讓合夥人失去耐性，最後由於逃避工作責任，我被公司解僱。我的人際關係和戀愛對象都跟著解體。於是我開始自我分析，研究什麼是社會病態者，我認識到，雖然我讓自己和許多人都造成痛苦，但客觀來說，我的人格特質並不是詛咒。只要我能把這些特徵導引到有用處、有生產力的地方，不僅我能真實面對自己，還能降低傷害，過著滿意的生活。因此，我決定要重新掌握生活，最好的開始就是職業生活。

雖然我懶惰又缺乏興趣，但只要我想要，我還是一個很好的律師。失去事務所的工作後，我在地方檢察官辦公室輕罪部門擔任檢察官，做了一陣子。我的社會病態者特質使我的辦案審問效果非常傑出，而一般檢察官為了準備開庭文件必須在堆積成山的資料裡面，逐頁搜尋枝微末節的線索。我在承受壓力時特別冷靜。我有吸引力，擅長操弄。我沒有罪惡感或良心譴責。特別適合這個骯髒的行業。

在法律上，你可以犯的錯有一百萬種之多，特別是擔任檢察官審理案件的時候。面對證據和倫理標準，檢察官承擔最高的法律責任，犯錯時，可能被解除律師資格或其他法律行動。儘管如此，輕罪檢察官常常要中途參加審訊。這就像是購買一棟不可以進去檢查的法拍屋，不知買到的是物超所值，還是垃圾坑。你只能虛張聲勢，希望能平安度過問題。當然，像我這樣的人不會有任何問題。社會病態者不會受恐懼的威脅，經驗告訴我，我會做得很好。我的聰明機智和清晰的頭腦，即使法官沒有投我一票，也會是一場難得的演出。

律師的確冷血，好律師尤其冷血。同情心只會使律師表現不順，辯論和規則制定失常。一個心腸硬的社會病態者，會使告訴方與被告方雙方都獲益。無論你是接受社福救濟者，還是公司高階億萬富翁，有了我這種社會病態律師為你服務，萬事OK。我不會對你或你可能的道德敗壞批判，我唯一重視的就是法律條文，我唯一要求的就是勝利，不過我求勝利是為自己，不是為別人。

律師處理的都不是一般人喜歡的事物。研究社會病態者的神經科學家詹姆斯法倫（James Fallon）稱讚社會病態者在「骯髒事」方面的表現，例如無論犯案有多麼噁心恐怖，都要為可能有罪的當事人擔任代表。即使是惡名昭彰的馬多夫騙局（Bernard Madoffs）或爭議殺妻案嫌疑（O. J. Simpson），都有律師幫他們辯護。但社會病態者不僅願意弄髒手，而且還能比別人做得更好。在飄忽的對錯間游移，我的工作不僅可以達成個人成就，還能在專業有所長進。律師都知道，在法庭的辯論中，事實究竟只是事實。律師必須辨認出隱藏在犯罪舉動背後，心裡的利益，隱藏的驅動力，骯髒的秘密。就像社會病態者一樣。

法律上有一個詞彙，很少出現在其他領域，這個詞彙是「決定性」，意思是「引起法律關係產生、變更或消滅」。一個決定性證據，會造成一方的失敗或勝利。例如我在人行道遇見一個人受傷流血，醫院離我只有幾公尺，我卻沒有停下來救人。我與受害人沒有關係，這是決定性事實，法律說我與他是陌生人，沒有伸出援手的責任，因此不具法律責任。案子完結。在這個事實下，無論受害者喊叫要求協助、我有手機可以打一一九、我當時身上有緊急藥箱等等，其他所有事實都沒有價值。除了法律，我們很少用到

「決定性」這個詞，因為生活的事物沒有這麼絕對。生活裡充滿大小模糊不清的道德與社會規範，複雜又缺乏效率。法律則是簡潔有力的，同花打敗順子，四條打敗葫蘆，只要法律說你沒殺人，你沒有意圖，沒有目的，像著名的「殺妻案」（O. J. Simpson）一樣，你就沒殺人。所以法律經常犯錯，但大家都假裝沒這回事。因此，只要你懂得掌握和操弄，讓法律站在你這一方，法律就是你的王牌。

或許由賭注龐大，法庭往往有最偉大的戲劇公演。不過那些橫掃眾人的情緒和感情，一點都影響不了我，反而使我受益。我對嫉惡如仇免疫，完全不會感到憤怒。小時候，我和兄弟姊妹常會受到責罵和懲罰。母親認為她的暴力和侮辱是紀律和懲罰，屬於父母特權，好像殘酷可以用道德正確性來包裝。他們可以用這些藉口行不義之道，其實在我眼裡，這些都是可惡的侵害。

在進入法學院前，我就已經能辨認這些事，在課堂裡，案例教科書充滿各種難以置信的詭計、詐騙、欺壓，呈現人類如何無所不用其極地做壞事。有時案例太驚悚，同學無法接受，大家都變得很難過，對幾十年或幾百年前不認識的死人哀嘆不已。看到這種樣子，我覺得奇怪又緊張。他們很明顯地感覺到一些我所沒有的東西，對於這些暴行，我那些用膝蓋思考的不理智同學們，要求用鄉民的正義來制裁，來彌補他們所謂不公平的法律；事實上法律才是完整思考的公平正義。等到同學們再也無法忍耐教科書裡那些虐待小孩和強暴犯，任憑要求正確性的怒火凌駕他們的決定，換成他們的道德譴責標準，由他們來決定是非善惡；凡我類則好，非我類則壞。我坐在教室裡，看著這些逾越同理心界線的人，如何改變規則。

這種衝動行為不只是會發生在法學院教室裡，在公眾場合也是隨處可見。在每一部動作片裡，黑暗的暴力到最後都會實現願望，不是兒子為母親復仇，就是父親為女兒復仇，丈夫為妻子復仇，復仇行動變得越來越殘酷。壞人不是被阻止做壞事就好，還要遭受恐怖的報應才夠本，彷彿邪惡或類似東西的存在，可以給予一個美好天堂。以為只要沉浸在傷害和痛苦中，就可以得到安全庇護。

對於同理心引起的審判和懲罰，我不了解，也沒有參與，但這種情形卻可見於律師、法官和陪審團員中。如果你被誤控犯下惡行，相信你寧願不要被自己的律師批判，而願意找一個社會病態者來捍衛你。我對你的犯罪嫌疑，毫無道德是非的興趣，我只對贏得這場遊戲有興趣，因此要從各種混淆事實和謠言誤解中挖掘出真相。

比起與其他高學歷同事在辦公室裡爆肝，在陪審團和法官面前執法，更讓我有成就感。開庭是最重要的事，要是沒有趕上開庭，「決定性」便失去用武之地。開庭是一翻兩瞪眼，讓十二位陪審團員投票決定輸贏。一切都要看我的表現。我在現代法庭中，化身為馬戲團裡萬眾矚目的馴獸師，我必須綜觀全局，決定人們想要聽什麼。開庭的時候我必須要把辨識人們的能力發揮到最高程度，因此特別要對每件事一心二用。我必須要提出一個有說服力的重點，才能贏得勝利。我將人們的希望與期待，預設立場與偏見，玩弄於股掌間。我將畢生學到的說謊功力將故事編織得天花亂墜，繪聲繪影，讓對手律師的故事聽起來像一堆謊言。由於我不相信人是理性的（特別與道德有關），因此特別從人們一定會有反應的事物下手，也就是恐懼。我就像一隻可以嗅出癌細胞的狗，知道從哪個按鈕按下去，可以進入人們的恐懼核心。

在陪審員選擇期間，根據美國不同州的法律，律師可以在選定前對陪審員詢問，以避免偏見。這是陪審員對我產生印象的第一次機會，為了增加吸引力，我會穿套裝，故意以隨和的方式開場。首先我會詢問他們的職業，無論陪審員是否喜歡或對自己的職業感到可恥，我都會緩緩點頭，加以肯定。我感受到陪審員產生羞恥心，我會評論：「這份工作一定有高需求」，在其他陪審員面前表現我的贊同，因此我就成為這個陪審員的同盟者，我們站在同一陣營。我幫了他一把，他欠我一些忠誠。如果我感覺陪審員對自己的工作很驕傲，我會對他的成就表達讚嘆之意。想要別人喜歡你，你就要先裝作喜歡別人。我喜歡把贏的機會放大。

陪審員工作不好幹。證據不是有規則的先後呈現，由於證據不公開和審問程序，他們在開庭前會受到許多限制。證據的呈現則受制於能否獲得，且僅代表一部分真相，就像拼圖裡的一小塊。證詞也不見得能呈現真相。

基於這個理由，陪審員經常會把注意力放到兩造法律代表（立場相互對立）身上，看他們表演。這是人的天性。律師在審問中是貫穿全劇的主角，一舉一動都在陪審團的注目下。我知道人們的行為受到許多看不見的規則掌管。陪審員知道，重大事件通常都發生在開庭中，但他們卻被隔絕在隔離室裡面。他們對於聽不見法官和律師私下的會議，覺得很惱怒。即使在法院大廳，陪審員也不可與律師交談。這種種都使律師對陪審員來說是一種神秘的象徵，好像變成小城裡面唯一的明星。

我對反方律師一向有禮貌，但不至於表現得我喜歡他們。我在法院大廳會對陪審員露齒微笑，暗暗賣弄一點同情，表示我們同在一條船上，我理解狀況很糟糕，很尷尬。但我從不想贏得法官的歡心。

在法庭內我的態度也是一致的。我穿上權力、專業和知識的護甲，面對沒有利害關係的陪審員。人們畏懼權力。如果要選擇是要擁有權力，或是將權力交託給一個「值得信任」的人，大多數人通常會選擇交出權力，因為沒有人願意承擔權力背後的責任。尤其一般人沒有特殊專長能力，會擔心犯錯，誤判被告有罪。我知道陪審員不想承擔責任，想尋求可靠的人去相信，所以我把自己塑造成一個值得信賴的人，擁有自信和權力。在辯論某些爭論點的時候，我會與他們進行眼神接觸，傳遞訊息，讓他們以為自己聽到的只是片面之詞，要是他們知道的和我一樣多，就會做出和我一樣的結論。我總是比對方律師更令人信服。我讓他們覺得，走出法庭，我和他們一樣都是普通人，只要有麻煩，就可以找我來幫你解決。

我與陪審員是同盟關係，陪審團是達成決議的關鍵。陪審員經過指導，知道自己必須根據已知證據，做出理性的一致決議。要是有人不同意，則必須提出道理。如果有人堅持己見，和其他成員的意見相左，對陪審團將是個惡夢。一個好律師，會利用同儕壓力來做兩件事。第一，我會使我自己成為陪審員最堅強的支持者，讓他知道，有我這個明星的支持，他不會落單。因此我成為隔離室裡的隱形成員，讓我收服的陪審員們在面對質疑可以反抗：「但你記得檢察官說的話？」只要我讓大家覺得我所說的故事就是「真相」，必能保證陪審團決議能順我的心意。

但是，你不能指望人的行動是理性的，因此第二，我會介入他們的恐懼核心，讓他們相信我的故事版本。我會一再重複同樣的訊息：「如果相信被告版本，你們就傻了！」沒有人喜歡當傻瓜，比起把犯人送進監牢，陪審員更害怕被人當成傻瓜。要達成這個目的，我不是靠霸凌，而是向所有陪審員建議，我相信大家都是聰明理智的人，因此一定和我有同樣看法。陪審員和我屬於同一個團隊，我們一定會贏。

我樂於擔任庭審律師，也成功贏得勝利。我熱愛冒險的滋味，例如走錯一步就會造成判決失利，或是證人臨陣脫逃，改口不承認證詞。除了贏得陪審團支持和法官判決，還成為眾所矚目的中心，品嚐權力的滋味。我並不認為庭審是什麼重大道德事件，對我來說，它就像一場橋牌遊戲，兩者都要研究如何打手上的牌。由於對輸贏有明確的界定，法律自然偉大。追求正義是一回事，贏得勝利才是獎勵。還好正義伸張的系統確實是遵照互相對抗的性質，由於兩造都盡全力求勝利，因此我們可以求得真相的最近似值。

有許多職業都很適合社會病態者發揮專長。吉米·法隆（Jimmy Fallon，美國著名喜劇演員、主持人）曾提過外科醫師和銀行投資家。研究社會病態者的學者Jennifer Skeem認為，電影《危機倒數》主角，伊拉克的一位炸彈拆除專家不顧規則，就是社會病態者的典型代表。他膽大心細地面對土製炸彈，反而拆彈小組的情緒會造成問題。就社會病態者的特質來說，適合的專業還有許多，包括軍官、間諜、基金經理人、政治家、噴射機飛行員、海底焊工、消防員等。像我這種可以抗高風險的人，會得到一般人沒有的機會，使我們在競爭環境中脫穎而出。

著名的大刀CEO，艾爾・鄧拉普（Al Dunlap）也可能是社會病態者，他沒有情緒變化、粗魯無禮、有魅力、有自信等，種種特質都很適合企業場合。很多社會病態者都對權力有野心，很適合商場爭戰。《企業的性格與命運》（The Corporation）作者巴肯（Joel Bakan）表示，如果企業在法律下可以是「法人」，那麼我們就能質疑這些「法人」是什麼樣的人。他斷定企業具有社會病態的所有特徵，天生不具道德心，將自己的利益放在所有人之上，為了自己不在乎道德標準，有時甚至對法律不屑一顧。這種類型的組織，如果由同樣有社會病態特質的主管率領，會生意興隆。另一個對管理發展計畫的研究發現，高階主管被視為「良好溝通者，良好策略構思者，較具創造性」，而他們在社會病態特徵得到的分數也較高。雖然高階主管不見得受員工歡迎，也不被視為團隊成員，但一般人都認為他們比較具有領導力。因此作者結論：「心理病態在社會裡令人討厭（有時會凌虐）的技巧，即使看起來有負面評價，對於企業來說卻是最有效的。」或許有人會提出爭辯，認為是企業資本主義有誤，但這是社會系統的基礎，也是社會病態者擅長的領域。

在我的工作生活中，我發現自己需要持續的刺激，表示我受到時限壓力會感到興奮而非沮喪。任何遊戲我都想要贏，我雖然無禮卻很有效率，加上百折不撓的自信態度，激勵別人跟隨我。我很有邏輯，堅定，是天生領導人，當別人在危急中驚慌失措，最能展現我的優點。我的怒氣來得快去得也快，既能教訓失敗團員，又能讓他們知道失敗是不容許的，也不會有嫌隙。我學會往有用的方向走，我是個天生領袖人才，成功的專業剝削者，社會病態傾向對我多有助益。讀者在我部落格有相似的留言：

我在一間美國最大的瓶裝水公司擔任服務生產經理，前一個工作是前幾大水泥公司的普通員工。我工作十二年，換過兩個老闆，搖身一變成為管理三百五十位員工的主管。從建築工程業轉換到食品飲料業，箇中滋味不必與外人道，但我們社會病態者自有一套適應辦法。從十幾歲開始，家人告訴我，我有嚴重適應失調；我不會去適應環境，而是要操弄、脅迫，讓環境適應我。我們是狼群裡的羊。

另一個讀者則認為社會病態經理「想要脫穎而出，不在乎同事，也不喜歡稱讚同事，很自我中心。但他們最重要的是會把工作做好。如果他們位居高職，很少會遇到阻擋。」

社會病態者的特徵看起來很邪惡，但有一位讀者提出意見，認為他們在商場上比移情者的紛爭要少：

我想，移情者的問題更大。他們牽扯政治爛汙，感情用事。他們最害怕有人會出來找麻煩，奪走他們的權力（大概也是毫無根據的）。我為一群沒有競爭力恐慌又貪婪的主管工作（還都讓我碰上了），加上一堆病態自戀狂，我不覺得社會病態者很糟糕。最好是能用邏輯來個致命一擊，換換口味也行。

事實上，公司或經理人把個人道德感與企業連結在一起的時候，經常會導致負面結果。像Chick-fil-A（連鎖炸雞速食店）因反同志婚姻被告，股東控告經營階層支持與營利不相關的政策。另一位讀者說：

沒什麼良知的人適合做生意，唯一理由是，公司並非以社會公益目的而設計。公司目的最終是賺錢。因此……公司會自動篩選可以滿足他們獲取利益的人，就是社會病態和標準病態（太過要求標準的人）。公司不在乎你有沒有良知，他們會要你把道德放在一旁，先賺錢再說。

商場上，現金為王。但這並不表示公司不能做好事，有個讀者說：「公司就像社會病態者，只要符合利益，就會行仁善之事。」

我愛錢。但不是只有我愛錢。在一個人人都愛錢的世界裡，錢有多少，地位就有多高。除非必要我不喜歡花錢，我不從買東西裡面得到樂趣，我也不在乎錢，但是我愛獲取錢的遊戲。世人把錢看得比任何事物都重要，為了爭奪金錢，他們打擊所有人，也打擊我。他們就像我一樣想要贏得勝利，所以遊戲才會有趣。

有時候，想要贏，只要改變觀點。像是股市。牛頓爵士在十七世紀早期公開他在股市裡輸了一點錢，他說：「我可以計算天體運行，卻無法計算人們的瘋狂行徑。」

我的金錢運出奇的好，尤其是在股市。三十歲的時候，我從股市賺來的錢已經讓我財務自由。我從二○○四年開始認真投入股市，平均報酬率9.5，是同時SP500指數平均報酬率3.7的257%。持續的高報酬可以說是前所未聞，因此許多人都指控我騙人，或說我只是幸運。二○一一年的跌勢，只有五分之一基金經理人打敗SP500，持續賺錢的更是鳳毛麟角。但我依然年年獲利。我的交易知識比不上別人，根本算不上是熟悉市場的投資者。我的投資具有獨到角度。我看世界的時候，人們的心流、弱點和社會狀態統統都會自動展示在我眼前。

鯊魚只有黑白視覺。科學家表示，相對於彩色背景的對比，黑白對比對於掠食者偵測獵物更加有利，可以掌握空間的攻擊優勢，不容易分心。我不是色盲，但某些部份的缺乏，相較於平常人可預測的行為，我就像一個嚴重歇斯底里病患。我沒有同理心，因此不會像其他人一樣陷入恐慌。我擁有獨特的觀察力，在財金世界中，你唯一需要的是反向思考。

交易者稱讚反向投資者的精神力。華倫．巴菲特（Warren Edward Buffett）說：「別人貪婪時我恐懼，別人恐懼時我貪婪。」對股票買賣者來說，這句話說的比做的容易，不過這些就是我的交易目標。每次的股票交易，都是有人要買，有人要賣，雙方都認為對方是冤大頭。賣方要拋股票脫身，買方認為買到的價位可以幫他賺大錢。

交易不必有實際接觸，因此我無法像平常一樣操弄人群或施展讀心術。不過，這些在股票交易裡都不需要。市場並不總是基於高效市場理論，會完美呈現股票的實際價值，股票價位呈現的是交易者的實際評價，也就是把每個人對某間公司的希望與恐懼，用平均數字來表現。評估人們的希望與恐懼，就是我的專長，我也是如此評估我的陪審團員們。只要你像我一樣學會觀察，你就能抓到訣竅。我的「色盲」就像鯊魚的黑白視覺一樣，可以敏銳辨認獵物。

你只要看一些人不顧一切投入股市，就可以知道眾人的瘋狂。一九二九年華爾街股災前夕，約瑟夫・甘迺迪（Joseph Patrick "Joe" Kennedy）看到，股市連一個擦鞋童都可以提出選股建議，表示股票已經過熱。不管甘迺迪是不是社會病態者，他的行為已說明一切。一九六三年《生活》雜誌專輯報導他，他被描述為，從最高的精英階層到玩世不恭的潦倒世代，他都「可以融入任何型態的公司」，這種特徵即為社會病態者所有。唯有最敏銳的觀察者可以了解，甘迺迪並不屬於任何特定族群，「只屬於他自己」。這種介入群眾，又能保持獨立的能力，無疑是甘迺迪在股市裡掠奪財富的秘訣。一位與甘迺迪共用辦公室的股票掮客這樣描述他：「具有投機買賣的絕佳氣質」，因為他「具有追求真相的熱情，完全沒有情緒，抓時間非常敏銳」。我可能不如甘迺迪一樣有天賦，但一樣沒有情緒，倒是受惠不少。

在股市裡，甘迺迪和我不是僅有的冷靜頭腦。二〇一二年，根據媒體報導，華爾街從業人員約有十分之一是心理病態，然而並未有研究證實。根據羅伯特・黑爾（Robert Hare）博士（著名心理病態研究學者）在二〇一〇年的一份研究報告，發現約有4％企業專業人士已經符合臨床上心理病態的診斷，相較之下，一般人只有1％。他說：「我們不知道華爾街的心理病態罹病情形，但推測可能超過10％。從心理病態創業者和冒險者受到金錢聚集的吸引，尤其是金額龐大有利可圖，卻缺乏控管的資金，可以得到這個數字。」

安隆案（著名公司財務虧損造假事件）爆發，美國金融界於二〇〇八年崩潰，有些人將這些事件歸咎於社會病態，但我們不知道元兇是否是社會病態者。一方面，安隆員工曾肆無忌憚談論到，要把祖母的電切斷，這樣他們可以向加州政府要更多錢，聽起來就像社會病態者的語氣。另一方面，⑴大部分安隆員工寧願不違反法律，⑵他們只是盡自己的責任，為公司賺很多錢，即使方法不道德，有操弄市場嫌疑。有些人提出意見，認為安隆員工大多在技術上沒有牽涉非法行為，是因為他們先用錢疏通關節。安隆的起落，揭開企業的傲慢、沒有道德，因此震驚了人們。社會病態者在安隆這種公司，就好像在家裡一樣自在。另外，他們也可能冒險告發公司。社會病態者和企業很像，和天氣一樣捉摸不定。雨下夠就好，下得太多就會變成災難。因此大多數人夠做的，只能做最好的準備，最壞的打算。

我可以說是一個好律師，但幾年前我覺得無聊而放棄律師業，而且我對幫助人和企業沒興趣，寧願給他們洗腦，所以我成為法律學教授。我很幸運得到一個法律教學的機會，我的法律教授朋友鼓勵我不妨主動將履歷表寄給學校，若他們臨時有需求就會和我聯絡。我開始教學後，發現我愛上這份工作，無論生活型態、薪水、權力，都符合我的要求，更重要的是有自主權。每年都有一群新鮮人進來接受我的擺布，被我的一面之詞操弄，組成一支法律「復仇團」，專門抵抗其他和我立場不同或我討厭的法學教授。我的學術成就大多建立在打倒他們上面。別人聽見我一週只需要授課不到六小時，一年不到八個月，都感到驚訝。這份工作無論各方面都對一個天生不想做事的懶惰蟲來說，都是一份夢想。不過，想必用不了多久，我還是會覺得無聊。什麼工作都一樣。

我的教授工作，就是在制度架構下發揮個人氣質因素。例如在學院中，法學教授是最具法律素養的，因此人人都希望老師穿著打扮同樣嚴謹，正式的套裝，讓學生可以形成法律專業。但人們卻不希望法學教授遵守大眾規範，而是想要他們扮演挑戰現有社會法制的角色。因此有些法學大明星會帶狗上班，有些法學大魯蛇戴上領帶象徵權力。這種環境最適合我，我最能適應假裝循規蹈矩，其實根本不想遵守規矩的地方。

學生最愛我所散發的怪異魅力，對於他們的需求，我特別注意。教學前幾年我會做市調，從幾百個主題中微調，讓我的教學變得像大麥克漢堡一樣吸引人。但我總是因為細心及不自大，而得到更高分的教學評估，學生描述我為有機智，不高傲，更棒的是我還有娛樂細胞，在課程枯燥乏味的時候，會講笑話使影片和小組工作沒那麼無趣。教學第二年，最艱深的主題，我也能使學生了解，因此選課學生爆增兩倍。有一份評估說我是「美女老師」，我不敢同意，但我知道研究顯示，長相好看的人不僅人生順利，而且比長相難看的人更有競爭力。因此我上課的時候會仔細打扮。我買的衣服必須保守，但又要顯露女性特色，像是三件式裙子套裝，上衣緊身，窄裙長度到膝蓋，穿得像雜誌上的模特兒。若是褲裝，我會故意穿吊帶或打領帶，造成性別衝突。對男性來說，我是欲望的代表，火辣女老師，現成的性幻想對象。對女性而言，我聰明、成功，是一個活生生的人生典範，而且懂得時尚，不怕公開說「衛生棉條」。不過這一切都是我的算計，為的是要創造一個角色，迎合學生的口味。

當然，凡事都有失敗的可能。有時候我的性吸引力做得太過分，被一個學生告我在誘惑男同學。事實上不少新學生對我的魅力感到不放心，覺得我簡直是在搞個人崇拜。在職場上，這對社會病態者是一個致命傷。一位部落格讀者說了個類似的故事：

最近有一個長官，他是一個邪惡的自戀狂，我戲稱他小老闆。他很討厭我，因為屬下喜歡我，員工都照我的指示去做。除非是我叫他們去做，否則他們都不理不睬。但在技術上，他才是老大，而大家卻都聽令於我，認為我是大好人，所以喜歡幫我的忙。當然功勞都是他們的，我不居功，因此大老闆（也是小老闆的老闆，有點難懂吧？）自然看在眼裡，對我稱許有加，結果小老闆很生氣，他說我在搞個人崇拜，我是公司的癌細胞，想盡辦法在大老闆面前破壞我的名譽。終於有一天，他對我人身攻擊，我的耐心用光，我動手了。現在我要找新工作，不然就會被告傷害。唉，這就是人生。

我不在乎部分學生質疑我的性吸引力，這些接受法律系訓練的學生，原本就學會一套憤世嫉俗的功夫。像我在法庭審理期間，與陪審團員周旋一陣子，才能培養出同舟共濟的關係。我心裡很明白學生的懷疑，因此一開始我總是直來直往，有效率又專業，避免看起來很傲慢，也不要讓他們覺得我太過隨便。我跟他們是平等的。我超然有自信。若有人越界，我會冷靜快速地把他們放回原位。我會澄清一些小誤會，或是在課堂上拋給他們一些複雜的議題，看他們困窘不安的樣子。學生喜歡這樣，他們不愛被老師填鴨。而且我沒有權力爭奪的問題，不必急著表現自己。我的薪水不少，都來自他們的學費。他們可以嘗試扳倒我，但在課堂之上，我是至高無上的存在。我出測驗題，打分數，我制定規則。當然我會露一手，讓他們覺得很幸運有我這麼有魅力的老師。

學生們對我的私事變得很有興趣，開始迷戀我，然後我透漏更多篩選的私人訊息，例如我是個音樂家，我的法律事業背景有許多高社經地位的客戶，但我不能透漏他們的名字。我不能交待太清楚，因此他們從我的模糊訊息裡面繪聲繪影拼湊全貌，自己做出結論。

如果第一天上課我就吹噓自己的資歷，談論我的私生活，接受學生對我的仰慕，就會變成一場災難。偶爾我會太鬆懈，太早開始說笑話，裝熟，只好冷靜下來一陣子，不過我已經越來越熟練，變得家常便飯，但這樣也不好，我又開始擔心我很快就會厭倦。

我認為，每個人都可以從這種人類分析管理方式，來管理人們的期望值，不要和人們太接近，保持距離，人們自然會喜歡你。我不會被破壞工作場合氣氛的情緒掌控，我認為許多領導人物都沒有明智地處理這個問題。有一次我參加教堂的「把抱怨說出來」聚會，沒幾分鐘大家就開始暴怒。個人小抱怨看起來沒什麼，集合起來就是震驚團體的大問題。大家開始對教會領導人的無作為，感到憤怒，走的時候才發現，原來怨氣比來的時候還要多。這種聚會簡直愚蠢透頂。

如果在課堂或其他專業場合，遇見一些小騷動，我會先對付最激動的人，安排面對面討論，或寫一封簡要的 e-mail，像是「我注意到你似乎覺得很沮喪」等，讓他們盡情宣洩，施予憐憫，不要作任何評論。無論在任何立場中，我都不批判，也不自我防衛，但我也不贊同他們的立場。我會憐憫他們，我會說「你一定累壞了」、「我了解，閱讀作業實在太難」等等，選用聽起來很有同理心的字詞，使問題聽起來是可以克服的，或是律師等任何專業技術養成過程的要求。我明白大多數人只是要一個宣洩管道，不過我可以利用這個機會順便讓他們產生羞愧感。我會說：「法律很難，所以未來你會賺很多錢」，暗指學生遇到事情只會哭，不長進。

我把潛在煽動者孤立後，他們的聲音就不見了，再也沒有機會公開抨擊我。其他人只知道他們的掙扎，認為所有對我和課程的指責，都是個人行為而非制度問題。我利用人們的需求，把聰明才智顯現在其他方面，例如在法學院的傳統上，教授會在課堂上抽問學生，但我並不喜歡這樣做，因為學生都沒有準備，只是浪費上課時間。如果我不抽問，學生就會不用功，也不好好聽講。所以我會先發 e-mail 給學生，告訴他們抽問的案例，然後在課堂上抽問這些學生，看起來好像我有抽問，當然學生的表現很優秀，使得其他學生擔心自己是否不夠用功，於是大家自然變得更用功。而收到 e-mail 的學生，為了讓自己看起來表現良好，絕對會保守秘密。這種「分別擊破法」適用於課堂和職場管理，非常有效率，卻沒有多少人採納，令我訝異。

我曾與霸凌者一起工作。她沒有真正權威的地位，卻設法讓自己成為辦公室裡不可或缺的人物。我剛到公司。一開始，我受到霸凌者表面的好心腸和魅力吸引，她問我參與的計畫，事情進行是否順利。但一個新同事警告我，她不是要幫我，而是要幫我失敗。

下班時，她向大家說再見，我把她拉到角落，把手放在她肩膀上說：「我要向你道歉，早上我的笑話不太高級，你問我工作是否順利，我說『還好』，意思不是我沒有全心全力付出，事實上我百分百投入，一心想要成功。我只是想要貶低自己，不過這個笑話並不好笑。」我的一番真心誠意，使她放鬆了防衛。

她開始吐露心聲：「好吧！那個計畫最後幾個負責人被辭退，不過，我只是想，或許……或許你會不一樣……」她坦承她知道我的工作計畫（不過當天假裝一無所知），以及計畫的原委、過程和重要性，她對我的挫敗有明顯的興趣。

第二天，我整個態度都變了，她問我問題，我沒有正面回答，只是拋回另一個沒意義的問題，例如「你中午吃什麼？」「你知道的，跟以前一樣，那你吃什麼？」「你現在在做什麼？」「東做西做，那你現在在做什麼？」回答越故意，她越厭惡我。霸凌者感到危急，權力在變化，因此她的問題從假意閃避，變成直接質問：「昨天計畫究竟怎樣？通過了嗎？」你也像她一樣想知道答案嗎？

有個讀者留言關於霸凌：

（有些人）似乎想，社會病態者是最大的霸凌者，但聰明的社會病態者都知道，暴力威脅很容易擦槍走火。社會病態者會取悅大眾，而不是壓迫大眾。霸凌者得到權力卻樹立敵人，社會病態者只會交朋友。

由於社會病態者自私的欲望，想要規避情緒的戲劇性和震盪，因此產生這些戰術，有助於所有組織團體。

我喜歡教學，除了教學本身的樂趣，我還喜歡參加學術會議。由於學術會議是專業行動的展現場所，所以我的各種表現方式都經過絕對的計算。首先我打扮得很引人注目，其他人都穿套裝，我卻是牛仔褲加牛仔靴，彰顯我的非凡氣勢，還代表我出乎一般標準的評判。這很重要，因為名牌上顯示我的學校不是名校，人們無法快速從名牌認識我的聰明才智。我還發現在男性優勢的專業領域，利用女性被物化的觀點，對我是有利的。我不會爭辯別人對我的低期望，我寧願玩遊戲，而且人們也喜歡玩遊戲；我更喜歡強迫別人接受我的觀點。

我知道別人輕視我，但我不爭辯，我玩的把戲是傳遞事實的信使。「但你也看見，從這個角度，X看起來就像Y，再從其他角度，X又不像Y。」我讓人們相信自己看見的，這樣更有說服力。我從陪審團經驗學到這個方法，想要把某個想法灌輸給別人，必須小心我的表達方式，以免遭到人們因陌生而反對。

我還希望有魔法效果，像是謎語的答案一般。謎語的本質並不令人迷惑，令人迷惑的是只呈現部分事實的方式。謎語聽起來可解，因此人們會著迷於解謎，想要展現智力，找到謎語的解答，會讓人們覺得自己是天才。我以謎樣的方式出席會議，使人們想要解謎，但其實我是故意把議題用謎語的方式呈現，來達到我的目的。

在法學論壇中，我常用的謎語是，鹽湖城機場為何具有美國機場最佳吸菸設備？猶他州人大多為摩門教徒，他們不吸菸，因為他們相信身體是一座教堂，吸菸會汙染教堂。我常問為何一個不吸菸的地方會建立一座擁有完備吸菸設施的機場？每個參加會議的人，都是優秀的知識份子，自然對這個問題都有一番讀到見解，但沒人的答案是正確的。除了我以外。有一次受到天氣因素影響，我被困在機場，發現了答案。所以我變成這個魔法謎語的守護者。

這個謎語的解答其實很簡單：美國機場建設自從一九六〇年代以來，就全面禁菸，而洛杉磯等主要機場原本可以吸菸，對吸菸的設備調整，則是在六〇年代以後。因此在這個機場吸菸政策模糊不定的時期，鹽湖城卻以禁止吸菸的政策來建設機場。當時為滿足社會普遍的大量吸菸族群，鹽湖城機場到處都設置了室內吸菸室，讓吸菸者可以體諒不吸菸者的需求。人們都喜歡這種小扭曲。這似乎是一個寓言，告訴我們，預測無意為之的結果，具有困難度，也像一則警世故事，說明人們如何快速變化，多數可以成為受壓迫的少數（因此，或許為社會病態者有特別的容忍度，也不是離譜的想法？）我喜歡謎語，因為謎語有模糊的道德，簡單卻呈現這個世界的複雜程度。

我的法學成就真實不虛，就像鹽湖城機場的吸菸設備一樣，我操弄的是呈現方式。我引導人們走向某條路徑，只能達成一種結論，也就是我的結論。人們不知道這條路徑的終點是什麼，因此會感到很刺激，很像智力魔術，不過一切只是經過小心評估的修辭而已。

身為法學教授，我的動機是要表現我對學校的價值。我喜歡說違反道德的事，並接受人們的挑戰。我喜歡對立，對立使人們對我的言論印象深刻。任何事物我都自有一套見解。由於人們習慣文憑代表一切，因此一開始低估我，無法抵抗我的進攻。我的觀點是，我不是你們想像的，我要人們不敢向我挑戰，害怕我的虛張聲勢，讓我得到最大利益。

我知道我比不上牛津階級，或是能一口氣說出最高法院最後十個判決的人。每個地方都有律師法官組成的老男人俱樂部團體，他們想要僱用像自己的年輕新血。這些人較量他們對於實體法的知識，就像在比較陰莖尺寸。我不怕法律辯論，對於像我一樣時時需要刺激的人來說，實體法很無聊。我的大腦和他們不同類型，我不在乎自己沒有百科全書一般的大腦，也沒興趣追蹤目前的法律議題，因此我不適合擔任執業律師。我沒辦法做大部分人願意的事，甚至連對客戶很重要的事，我也沒辦法做到。還好我是學者，有研究和教學的自由。

不過我還是要保持我的律師資格，因此當我與法律團體的老守衛交手，對我的名聲可能會有影響，我會很小心選擇戰役。就像美國獨立戰爭革命軍對抗英國，我會誘惑敵人走出舒適區，再突擊他們。我打量他們，找到系統中的瑕疵或可能剝削位置，然後跳出框架思考。在討論過程中，我總是點頭微笑，等到他們犯錯，我便抓住這個弱點不放。這種游擊戰法是他們不熟悉的。有些人可能會說，這種戰爭不公平，沒錯，對於在我學校教書的老師，以及記不住最高法院法官來說，的確沒有公平的戰爭。

會議對我也是個複雜的情緒地雷區。我一向害怕酒會，因此有時會虛構一個角色來扮演。我有一個情人，他說他就是被我的這種衝突吸引，想知道哪一個人格才是真實的我。他宣稱他知道我的腦袋裡還有很多東西，即使我看起來和熟人聊得很開心，之後卻可以不假思索完全脫離，好像整個過程我的臉上都帶著微笑，心裡卻計畫隨時想溜走。除非我主動想要傳達某種訊息去影響別人，否則我寧願不和別人說話，保持沉默，以免冒著損害利益的風險。

我的確為社交場合的一些小聚會，準備了一些趣聞軼事，就像我準備的謎語一樣，是吸引別人的基本要求，陪伴我度過痛苦的晚宴，甚至還可以提高事業積分。我學到要隨時準備至少五個不同長度的個人小故事，以免在談話中突兀地塞入不相關的話題。社交管理很像課堂管理和陪審團管理，我認為表現重點在於個人最佳利益。

我除了學會以更有生產力的專業行為，來滿足我的社會病態傾向，還學會控制衝動。我是勇敢無畏的年輕律師，但是絕對注意利益要能彌補損失。有時為了很少的利益，我會作假申請補貼，但很容易被發現。有一年夏天我讓事務所幫我付網球課學費，成功地說服一個合夥人，因為當時她和伴侶的關係很好，心情也很好。另一些脾氣不太好的合夥人也被我說服，但由於後來我的工作成績平平，因此就沒有再搭理我。這些偷雞摸狗的小利益，大多都被我得逞，而且沒有人揭發我，不過最後我還是被公司辭退了。

如今，如果我失敗，我會失去更多的東西，更多錢，舒適穩定的生活，熟悉的同事，這種種複雜因素糾結在我的大腦裡，使我對各種風險有警覺，從前我並不在乎，如今這種警覺卻使我產生一般稱為「焦慮」的症狀。從前遇到這種情況，我覺得辭職再重新開始就好，如今年歲漸長，已經經不起折騰。

雖然我看起來依然無畏，特別是在人們害怕，而我卻不擔憂的情況。我依然喜愛生活中的刺激，會去找一些新的危險來挑戰，像是最近我和朋友一起去高空彈跳。但隨著年紀漸長，我的生活型態漸趨保守，轉而尋求高報酬的心理和智力刺激，也越來越少捉弄同事的情感。但我不會停止操弄別人。

說真的，律師的工作很多都是煙幕彈，我依照人們期望的律師形象而生活，其中當然也有壞處。在某些方面，我有點像法律白痴。我的時尚感很差，一開始與人談話往往反應不良。我剛學會掩飾錯誤，尋求他人的時尚（以及道德）建議，或是用機智挖苦的笑話把話題轉開。女明星都知道自己的優缺點，我也特別注意把自己最美的一面呈現給觀眾，就像面對情人、同事和朋友一樣。有一陣子我的演出總是能得到喝采。

經過許多年的自我分析後，直到現在，我學會誠實面自己、家人，以及一些親密好友。但對於工作和生活，我還是戴著一張普通人的假面具。有時候我很孤獨，為了假裝自己與一般人沒兩樣，我付出太多心力，但我所付出的代價是值得的，在某種程度上，我的確看起來很正常、很穩定。所以，一個好律師，與一個假裝的好律師，兩者有何差別？我漸漸了解，我所扮演的律師假象，已經獲得了實體重量，構成了我的生活。

第 7 章

情緒與毀滅他人的藝術

小時候，我和姊姊凱薩琳一起讀《綠野仙蹤》（The Wonderfal Wizard of OZ），我對故事主角桃樂絲沒有認同感，不在乎她最後有沒有達成心願回家，也沒興趣當故事裡拯救丑角團隊脫離魔掌的女英雄。最吸引我興趣的是錫人，他的名字原來叫做 Nick Chopper，是奧茲國的樵夫。

錫人混亂的一生，從他愛上一位蠻支金國的女孩開始。女孩的監護人拒絕讓她離開，因此與東方女巫結下樑子，東方女巫對斧頭下咒語，讓錫人拿斧頭砍樹的時候，第一次斧頭滑掉，砍掉錫人的腿，然後是另一條腿，接著雙手和頭也被砍掉，最後身體砍成兩半。每次錫人受傷，只好到鐵匠那邊做一個義肢，最後做身體的時候，鐵匠忘了放進一顆心。

錫人變成一個沒有感情的人，他沒有心，再也不想與喜歡的女孩結婚，不過我倒覺得殘忍的東方女巫給了他一份大禮，讓他從此以後變得什麼都不在乎。錫人變得刀槍不入，全身閃閃發光，雖然沒有心，他對自己的新外表和力量覺得很滿意。錫人全身的血肉換成沒有心的錫鐵，失去了心，他再也不能得到快樂，不再惦記蠻支金國的女孩。我經常想，我是不是像錫人一樣，得到一份特別的禮物，不像其他人一樣會受到感情的折磨。如果你不需要尋求的認同，你就不會覺得不滿足。在某種程度上，我的缺乏使我從一般人的基本需求中釋放出來，包括生命的目的和認同，透過善和正確性的肯定，來證明我的存在。

錫人唯一的擔憂就是有一天會生鏽變成廢鐵，所以他隨時注意天氣變化，注意上油。但有一天他不小心忘記帶油罐，又遇上暴風雨，他的關節生鏽，沒辦法移動，直到一年後被桃樂絲發現。他一年不能動彈，漸漸發現自己缺少的東西，他說：「不能行動真糟糕，但我站在這裡一年，我想起來，我最大的損失是沒有心。」

我經歷過人生沒有目標、被解僱，這些生命中的崎嶇，使我慢下來了解自己，花了很長的時間才明白自己，還有自己想要的是什麼。這些生命中的生鏽，就像我的情緒阿基里斯腱，長久以來受到困惑，然而我依舊不屈不撓地前進；儘管我的步履蹣跚，不顧艱苦。對於我的世界來說，這些是成功和快樂時期的標注，也是我的優秀表現和令人愉悅的控制。即使我沒有心肝，也想要感受愛和關係，想要像別人一樣歸屬於這個世界。沒有人能夠忍受孤獨。然而我知道，得到一顆心，不是一件簡單的事。錫人得到錫心後，還是要小心照顧，不可以哭，免得心會生鏽，變得麻痺。我不知道錫人有了心以後，是否從此就快樂度過一生。

想到自己，我的第一個想法是，我是欲望和努力是滿足欲望的產物。我對自己的認同，較少來自性別和職業，而是一個社會病態者。我的靈魂深處感覺自己是鐵石心腸的，像尼采說的機器，然後才是其他部分，包括我的意識，接著是身體，唯象理論（註6）的覺知，讓我覺得自己透過這個身體與世界打交道。你感覺整個宇宙與你的血肉以粒子連結，宇宙透過你眼睛的角度來看，透過手指的神經來觸摸。人們以某種特別方式感知你，對待你，因此你成為某些特質、衝動和欲望的大雜燴，一切都以原子的速度，糾纏在身體的分子空間中。但在我心中，我覺得我只是想要、需要、採取行動，以我的社會病態特質對所有事物產生深刻的影響。

我的情緒沒有方向和指引。我並非沒有情緒，而是會感受到許多情緒，但有些情緒我無法分辨和了解。我經常覺得我的情緒沒有脈絡，就像是我原本在讀一本書，卻突然跳到最後一頁倒著讀。在我模糊感受到的不舒服，以及辨認「我難過是因為」之間，有線索可以幫助我了解，卻沒有線性邏輯可以允許我推論出一個原因和效應的關係。既然我無法了解自己情緒的來龍去脈，想當然，我更無法理解別人的情緒。

倫敦國王學院精神醫學研究所，近期研究犯罪社會病態者的大腦，顯示在大腦了解他人情緒的重要區域，有較少的灰質。研究指出，社會病態者的大腦，對死亡、強暴、癌症等字詞，沒有一般大腦的情緒反應。社會病態者對這些字詞的反應，就像聽到桌子椅子一樣。更多研究顯示，社會病態者的大腦前額葉皮質（幫助調節情緒、處理威脅、促進做決定），和杏仁核（處理情緒）之間，有數量較少的連結，可解釋為何社會病態者在進行反社會行動時，不會覺得有負面情緒。

這種在情緒和做決定之間的神經連結問題，在大部分專業職涯的設定中，可以是一個決定性的競爭優勢，願意冒險就會帶來豐富的報酬。但在個人設定中，卻可能因為沒有情緒連結，而造成社會病態者的大問題。一個部落格讀者說：

> 我一直是做銷售工作，道德適應性一向良好。但當我開始升職，我的個人風格卻變成負債。在邏輯上來說我表現良好，但開始管理其他人，或進入企業合夥關係……必須有長時間的高敏感度需求，對人有興趣。我在這種層面很容易犯錯。所以我只好離開這個工作，重新開始。

我和這位讀者很像。因為我的情緒連結和認識，大部分都是來自模擬，因此當我不再能假裝關心，我對他人的剝削就隨之跟著截止了。

我最喜歡的理論之一，描述社會病態者的情緒世界，是心理病態研究學者威斯康辛州立大學教授約瑟夫・紐曼（Joseph Newman）提倡，認為社會病態主要是注意力失調，以同樣的輸入訊息而言，社會病態者並不像一般人會去注意這些訊息，因此即使輸入訊息是正確的，他們也沒有反應。

在情緒領域，紐曼教授認為，社會病態者可以感受到與一般人相同的情緒，卻不會產生一般人的情緒反應，因此具有不同的經驗。他發現，若社會病態者的注意力受到某種情緒的引導，就可以產生一般人的感受，但差別在於，這種感受不會自動產生，社會病態者必須有意識地集中注意力，才能達成。因此，社會病態者會造成「注意力瓶頸」，使他們將其他社會訊號排除在外，一次只能注意一個活動或思緒，甚至「在前額葉和杏仁核通道之間傳遞的訊號」，會告訴他們停止動作。

我很認同這個理論。我注意某個情緒，就可以放大效應；若我不想理會某個情緒，只需要關掉即可。若是感覺不方便或不愉悅，我也可以輕易忽略。

因此，我的社會病態感覺像是心理區隔（compartmentalization）的極端形式。面對恐懼、生氣、憤怒、擔心、喜悅等情緒，我能在心裡拋硬幣來決定是要關掉或打開。不是說我不能體驗這些情緒，我只是需要用正確的情況來融入。這有點像是轉收音機旋鈕尋找訊號，所有事物都像廣播音波一樣，一直在我們四周。如果我要感受絕望、焦慮、祝福、恐怖等等，只要調準頻道就可以。就像看見空了一半的玻璃杯，調整一下心態，就會變成裝滿一半的玻璃杯。我相信同理心過剩的人，有時也有類似的感受，像是靈光一現（epiphany），眼光突然產生變化，改變了對世界的看法。因為我的鏡頭聚焦，視野有限，因此每天會經驗靈光一現很多次，難免會失去方向，但可以使我保持興趣。

大部分的人都會注意社會環境中，傳播強度最大的訊號，以及自己最強的訊號。基於我的社會病態美德，我選擇性注意不同的訊號。選擇模仿的對象和感覺的方式，有時是很美好的，有時則可能是負擔。我在某個社交狀況中，必須持續而主動地模擬各種頻道。大部分的人可以自動對準別人的某種情緒頻道，發現社交和道德方面的暗示，或是不自覺地接收到別人的肢體語言，而可以自然、直覺地表現出適當的情緒反應。以這種情況來說，同理心者就像天生的手機，會自動搜尋天線訊號。社會病態者則像收音機，除非一直對準頻道，否則聽不見廣播。對準頻道需要耗費很大的精力，我經常會發現自己錯失某些重要暗示，只好推託遮掩，閃避過去。

有一天，我和學生發生一件事。有個學生表示她懂拉丁文，所以我問她duces tecum（提交書面文件傳票）的意義，結果她聳聳肩表示不知道。下課後，她告訴我下節課必須請假，她祖母早上過世了，明天要坐飛機去參加葬禮。聽完我的胃就開始抽痛，變得很焦慮，我只好努力說出一般人會說的話：「喔，聽見這件事，我很難過。」還用力擺出一張充滿同情的臉（希望我裝得像，還好她很悲傷，沒有察覺）。她沒有離開的意思，我不知該說些什麼，只好碎唸：「或許你有請同學幫你記筆記，但史密斯先生通常會作課堂錄音，你可以向他要……」她的眼神沒有與我接觸，只是看著地上。我不知該說些什麼，只是想要脫身，因此脫口而出：「我很難過你失去親人。」

她聽見我這麼說，明白對話已經結束。整個對話我都言不及義，不知道我的話有沒有符合她的期望。我看見她走開一些，其他同學過來安慰她，這些小小的關懷表現使她明顯沮喪起來，我變得很緊張，突然覺得一股衝動，有必要趕快離開教室，不過她就擋在門前面。還好我記得教堂後面有一個緊急小通道，所以我立刻沒入黑暗中逃走了。我把隨身物品丟進車子裡，很快從停車場開走，我焦急地開車，同時下定決心，以後再也不要遇到那位祖母死掉的學生。

對於強烈的情緒，我的反應很糟糕。多年來我已經學會粉飾錯誤，就像電腦下棋，可以很快選擇正確的情緒，產生反應。不過，由於人類的社交和情緒反應是無限的，電腦畢竟是電腦，我永遠無法像同理心者一樣，可以快速直覺地產生情緒反應。

在專業領域中，沒有情緒是很有用處的，然而，要是我面對情緒沒有一般人的反應，例如正與情人處在分手階段，我卻沒有表現出難過的感覺，就會不幸地引起朋友或情人間的緊張。前一陣子我告訴朋友，那天父親心臟病發作，朋友無法分辨我是在說真的還是開玩笑，他們無法接受這種玩笑。會造成這種誤會，只因為我說的時候沒有伴隨負面情緒。我認為，心理學家正式診斷我為社會病態，最重要的特質是，當我在說一件充滿情緒的事件時，卻沒有伴隨適當的情緒。我最難假裝這種情形。

我沒有情緒情形，往往會被別人解讀為是男性化的表現。和我約會的男性，經常抱怨他們覺得和我在一起，自己像女生。因此我總想，要是我是男的，不知會是怎樣的社會病態者，因為男性社會病態者往往很明顯反社會，與女性社會病態者不同。的確，關於女性社會病態者的研究報告比較少，在這些僅有的報告中顯示，女性社會病態者僅具有少數男性社會病態者的相似特質，通常是缺乏同理心，喜歡剝削或操弄他人等，但很少會展現暴力的衝動行為。

我很少訴諸暴力行動，但從青少年期到二十幾歲，我的衝動為我造成不少麻煩。我曾獨自在低級演唱會，衣服穿得很少，發現自己被撫摸和騷擾。我曾在交通繁忙的黑暗道路上，一個人沿著馬路溜滑板。我也曾撒謊被發現（身上還搜出贓物），被抓到超市警衛室。有時我會很興奮，特別當我想到有人會強迫我犯罪或做羞恥的事。有一個部落客讀者談論衝動：「一旦被衝動掌控，就看不見事實，失去平衡，等衝動過去，你才會看見你做過什麼，想要開始找辦法脫身。」

衝動與無懼是定義社會病態的兩大特質。科學家已對各種社會病態者的心理生理學特徵，進行過研究，發現社會病態者對於令人反感的刺激，有出乎預料的低反應。面對威脅，我們似乎缺乏感受負面情緒和恐懼的能力。即使面對危險，我也不眨眼。有一次我回家發現有兩個小偷，起初我不曉得發生了什麼事，他們匆匆地從闖入的地方逃走，我追上去，不久想到他們偷的東西都還堆在家裡的地板上，沒來得及拿走，所以我沒有理由去追他們。由於鄰居堅持報警，我不知道在警察面前該如何表現，因為我並不特別害怕也不在乎，但是我知道人們會期待我表現這些情緒。所以我決定表現得很友善，結果似乎還好。這些偶發事件總會打破我表現平常的假象。

第一年教書，我說了許多擦槍走火的事，後來變得故意說這些事，假裝我好像特別愛諷刺，風格奇異，例如我要在萬聖節打扮得像前美國國務卿萊斯（譯註：表示萊斯女士很恐怖，暗指作者討厭她，激起他人負面情緒）。我不是扯下面具展現真感情，我只是在模仿正常人，只是表演得不知分寸，太過火而已。

而且我根本無法控制自己。我一直在調整自我表現的程度，才能控制別人對我的想法。我一直都在假裝，早已不敢想像不假裝的日子，因此脾氣早已消磨殆盡，吸引人的功夫日漸增長，連我說話的方式都是經過安排的。

我講話有輕微的口音，但不像家裡的人那樣嚴重，口音的來源我想應該是後天發展的，是我聲音裡面帶有的誘惑。如果你仔細聽我演說，可以聽見發音帶有愉悅感。我很努力維持我的口音，這種口音會引發一種引人入勝的神秘感和弱點，又沒有威脅性。很多人都誤以為我來自東歐或地中海，不是美國人，我的一個情夫說，我很像外星人，「肯定不是人類」。

我在工作和會議上遇見過許多人，我都很努力保持正確的行動，使自己具有完美的專業形象。很不幸地，我像很多人一樣，不太能記得人們的長相，因為我通常遇見一個人，就會先評估對方有沒有價值。如果對方記得我，我卻不記得對方，一開始我的談話總是很笨拙，拼命賣弄，還會去摸對方的肩膀，放聲大笑，盡量多重複講幾次對方的名字，例如：「喔！彼得！我喜歡你的想法！」假使對方抱怨我不該忘記他，我會泰然自若地接受，然後迅速把話題轉向他，讓他多說點話。我會親切大方地接受別人的抱怨，特別加重口音，表達我的興趣，讓別人覺得受到注意和恭維，然後突然告別。和別人說話的時候，我總是提前離開，免得話題竭盡。

如果在談話中我動彈不得，我會把話題轉移到個人的專門領域。我知道你懂，這是下三爛的技倆，不過我變換談話的技巧出神入化，除非我告訴你，否則你不會知道。我會先問幾個關於主題的問題，然後才會招認自己的經驗、興趣、知識等。我講話的技巧比刀子還鋒利，會說些聰明話或信以為真的有趣故事。

「你住在洛杉磯一年？那裡很美吧？」

「我三個月就差不多很厭倦那裡的太陽，每天我都覺得要外出騎腳踏車或爬山，否則就辜負了好天氣。」

「看吧！生活在那種氣候下，可以享受到揮霍美好一天的愉悅，頹廢地看看電視劇，就像吃金箔一樣浪費。」

人都喜歡聽「愉悅」、「頹廢」這種字眼，會讓人聯想到縱欲、巧克力等。我一邊稍微壓低下巴，一邊與人保持眼神接觸，伸手很快地碰觸對方，只是輕輕撫拍，不太具體，沒有什麼沿伸意義，但一定有感覺。人們會緊張地笑，一時懷疑我是否有讀心術。我當然有。

社會病態者不像平常人一樣喜歡談論自己，他們會盡量把話題轉移回到對方身上。我在和人談話的時候，只在乎能不能得到自己想要的東西，不在乎能不能得到別人的贊同或崇敬，除非有必要。與其說我有沒有談話的意願，不如說談話是為了蒐集熟人的心理檔案，來得更有用。知識即力量。要是我知道你祖母的墳墓在哪裡，以後有機會我就會拿來利用，所以對我來說，傾聽才是有意義的。如果我沒有在聽，表示我正在說笑話，或是在無恥地奉承你。能夠選擇的話，我寧願不和你說話，既然非說話不可，用來消磨我的魅力也行。

社會病態者在想要誤導別人，或假裝親近、信任的時候，會有策略性地揭露自我訊息，然而揭露的不會是真實訊息，除非是不小心造成。我不喜歡別人知道我的事，因為這樣一來，我說謊要更小心，或是要說更多謊來圓謊。而且既然說，知識即力量，我要更小心保護王牌。

社會病態者不容易被詐騙，根據研究顯示，大腦灰質的神經細胞會處理和辨認訊息，而白質是在神經聚集之間傳遞電子訊號，連結大腦不同部分。由南加州大學的 Yaling Yang 研究指出，習慣性說謊的人，在前額葉皮質的白質區，比一般人和反社會者多出22％到24％，這些較多的白質，可能就是說謊者將不相干事物連結起來的關鍵，例如把「我」說成是「戰鬥機飛行員」等。然而這個研究沒有說清楚，究竟是由於這些多餘的神經連結造成習慣性說謊，還是說謊太多「刺激」神經形成多餘的連結。

我在部落格上面會小心維護個人的資訊。我認為，最大的謊言是不必說出口，就讓別人深信不疑。基於策略理由，我會選擇性地釋放個人訊息。例如我在部落格上從不說清楚我的性別、種族等個人資訊，讓我變成一張白紙，在對照下，人們可以盡情抒發意見，經過我的指引，大家都可以自由發表希望、夢想和恐懼。我希望這個部落格可以與人們連結在一起，讓他們想起生活中所愛的社會病態者也好，討厭的社會病態者也好。要是我有固定的形象，幻想就會破滅，因此我必須保持一般性，讓人們自動填空，各自表態。有時讀者留言給我，說我明確地描述他們自己的經驗，無論是身為社會病態者，還是接觸過社會病態者的經驗，都讓我知道自己已經成功達成目的了。

我從部落格得到的自信，除了幫助我順利成為指標，也有助於我的魅力發展，比我的容貌外表更吸引人。我的走路姿態看起來風情萬種，和別人直接眼神接觸，一舉一動都好像為了被人喜愛而存在，而且我也不吝惜給予機會。我總是覺得別人會愛上我，我這麼說是有理由的，經常有受害者不好意思地向我告白，告訴我他們暗戀我多年。

不過有時候我難免搞錯，由於我一心認為別人會喜歡我，很少發現別人其實是討厭我。因此儘管我有很多獲益於社會病態的優點，卻也會有盲點。

我在社交場合中，很容易分辨每個人的權力地位，以及可以剝削的弱點，但我卻難以掌握談話中的情緒變換，因此往往受創嚴重。有時我根本無法發現，原來有人在生我的氣。

有些研究學者相信，社會病態者，患有「心盲」（mindblindness），無法指認自己或別人的心理狀態，剛好與同理心的感受完全相反。一位讀者描述與別人的互動（特別是陌生人）：

別人對我吼叫的時候，起初我會覺得很困惑，強烈的情緒會使我完全無法反應，幾秒才會恢復理智，接著大腦立刻進入高速運轉，分析情況：別人為何吼叫？他們在說什麼？我做了什麼造成他們傷害嗎？還是間接做過什麼事，造成他們傷害？

如果社會病態者患有心盲，為何還能操弄別人？多練習。我們每天都要面對很多人，有足夠的練習機會。我們被迫妥協，必須找出其他有用的方法來彌補心盲。如果不拼命游泳，就只好溺水而亡。

我似乎特別有透視力，許多人都告訴我，從來沒有人像我一樣如此了解他們，但事實的真相非常複雜，關鍵在於了解的意義。其實我一點也不了解他們，我觀察別人，從他們過去的行為舉止來推論他們未來可能的行動，就像電腦從百萬數據裡面推算出你的信用風險高低一樣。我不是有透視力，我是靠經驗。

同理心似乎與了解諷刺的能力有關，顯然一個人有能力去感受別人，對於隱藏在話語背後的真正意義，具有正確解釋的幫助。許多社會病態者傾向逐一審視每件事，因此無法對隱藏的情緒暗示做出反應。我就經常對諷刺聽而不聞。

雖然我對社交場合的權力變動，經常有正確的判斷，卻往往會忽略稀鬆平常的暗示。這些通常與主流習慣有關，我常常看不見一些象徵意義，讓我很困惑。

有一次，在一個重要職務的面談中，我與一位法官短暫會談，他表示午休要去吃飯，我可以等他回來繼續談。我覺得我們已經把所有要說的話說完，所以最後我並沒有回去等他。數年後我才想起來，為了表現我對那個職務很有興趣，我應該等他回來，向他表達我的堅持。要是他當初明白告訴我就好了，不過，我想他原意就是要測試我，看看我懂不懂他真正的意思。

我一向遵照字典的意義做解釋，因此我總是無法了解，為何同理心者說的話和他們指的意義完全不同。還好諷刺和偽善在社交場合很常見，所以我總是可以說心裡的話，趁別人嘲笑我的時候混過去，因為沒人願意相信那些恐怖的話是真的。我說的大多是關於剝削愛慕者的事，或殘殺小動物，由於我說的時候沒有笑容，人們都認為我是在開玩笑。

最好的例子就是我在公開場合承認我是社會病態者（後來我常用這個梗）。我在任教法學院的報紙上寫了一篇幽默文章，除了承認我是社會病態者，還指認許多學生也是社會病態者。由於文章內容是在捉弄我自己和法學院，沒人認為我是說真的。有一位讀者也承認：

> 試試看，說說真話，你會發現沒人要聽。所以我早已放棄。不過，我現在很常說真話，例如「你在想什麼？」「如果我張嘴用力咬下你的耳朵，不知道是什麼滋味。」「哈哈！」或是，「你喜歡我嗎？」「我懶得理你。」「哈哈！」我說的是真話，但沒人相信。

學著與移情者溝通，對我好像是學外語一樣困難。我在學校學過四年西班牙文，以為自己可以進行簡單的對話，實際上我根本做不到，有時甚至我根本不知道其實我不懂。有時我會遇見一些人，以為我們是同種族，他們會開始對我說希伯來語或西班牙語等等，我會以美式英語回答，讓他們立刻了解我並不如他們所想。不過我不好掃他們的興，或是斷然拒絕他們，所以我學會一兩句話來打發這種困窘的情況，或是趕快改變話題。這種方式並不理想，不過我的生活也不完美，所以沒差。

儘管社會病態者有這些殘缺，不過卻有一種天賦，可以鑽進別人的肚皮裡當蛔蟲。經常有人問我，為何社會病態者好像可以看透靈魂深處，看見別人的真面目。這是個好問題，也是一般人對社會病態者的抱怨（或讚賞）。我不認為社會病態者具有很強的透視力，只是會特別觀察弱點、錯誤等可以剝削的地方，一旦找到便緊抓不放，因此就人際關係來說，社會病態者為了要找到正確的社交暗示，必須貼緊研究人類，才能模仿正常的行為，一有機會立刻剝削。而且，你對事情越注意，觀察力就越透徹。我是個音樂家，只要聽一段錄音，我就能分辨裡面的細節，例如是誰的演奏，演奏什麼樂器，甚至錄音室怎樣合成這段錄音。經過音樂的訓練，你也做得到。

毀滅人類。我細細品味這幾個字在唇舌間發音的感覺。我愛毀滅人類。過度同理心者和社會病態者一樣，都很飢餓，因此必須餵飽肚皮。社會病態者特別對權力感到飢渴。無論是生理的力量，被渴望和傾慕的力量，破壞性的力量，知識，無形的影響力，我的生命唯一真正在乎的，就是這些權力。我非常喜歡人類，想要任意摸，任意塑造，任意毀滅。我不是為了見證，只是為了要練練我的力量。我知道，最能驅動社會病態的力量，就是權力的獲取、保持、剝削。

毀滅人類是什麼意思？每個人有自己喜歡的權力口味，就像性愛和飲食的癖好，我覺得麵包和奶油就好像心理和想法，形成了我的生活，因此我不辭辛勞寫的部落格，就像我的早餐燕麥粥一樣，讓我不會餓肚子。但我想要放縱地吃肥鵝肝的時候，就會潛入某人的心中，暗暗地製造混亂。惡意的放縱，沒有特殊理由，隨意破壞別人的靈魂。看見工作漸漸成形，建設令人喜悅，而毀滅同樣使人喜悅。看你親手毀滅一切，像是揮動鋤頭把破掉不要的門打爛，破壞就像建設一樣，會讓你覺得無所不能，破壞的稀有性，更會帶來獨特的喜悅，像是在香檳裡溶化珍珠。每天我們都要建設，要為社會著想，但你是否曾有過衝動想要告訴你最好的朋友，那件褲子讓她看起來很肥，因為你知道那是她最脆弱的死穴。

我不記得自己這樣做過多少次，大多發生在我年輕的時候，我做的時候根本沒有自覺。我最喜歡維持三個好朋友組合，因為這種組合最不穩定，我喜歡創造戲劇性，聯合第二個，打擊第三個。不過這種事並非社會病態者所專屬，每個小女孩都喜歡玩這種遊戲，有些人甚至長不大，一生玩這種遊戲。有時候人們發現，我不僅是樂此不疲，還只為了享受權力的遊戲而作亂，而覺得震驚。事實上，我認為耍弄人是每個人的天性，你不是被人耍弄過，就是曾像我一樣耍弄人。例如很多我們所喜愛的人，都會冷酷地無視我們的感情，他們在與人的互動中，覺得自己太重要，因此沒有發覺自己的所作所為。要是有人喜歡我們，無論是性吸引力或是柏拉圖式愛情，我們都會在這個人面前耍弄那少得可憐的權力。社會病態者不過是比別人耍弄的技巧更高明一些，也更享受一些。

當我出現毀滅別人的念頭，我通常會察覺自己一個小動作：舌頭會去舔犬齒尖端。由於我會磨牙，上面有一顆犬齒已經磨平，但另一顆還是跟針尖一樣銳利。（我在青少年時期，有一次父親指控我為了參加幫派，故意把牙齒磨尖。）我很喜歡舔那顆犬齒，讓我感受到愉悅的顫抖，尖銳的生理感官，從柔軟的舌頭傳遞過來，不過一切都只發生在我的嘴裡，外界一無所知，更顯得神秘。牙齒代表，尖犬齒隱沒在整排的白牙中，讓我想起貝托爾特．布萊希特（Bertolt Brecht）為連續殺人犯刀子邁克（Mack The Knife）所寫的歌曲，歌詞如下：

鯊魚有尖牙利齒
臉上露出尖牙微笑
馬基有刀子

有刀子你卻看不見

我真想把我毀滅別人的故事說出來，但要是說出來，我可能會被告，警察會對我發出禁止令，造成我的職業生活脫序。有時行動失敗，被別人懷疑我沒有把他的利益放在最優先，就不再與我聯絡。我認為毀滅別人最能呈現我的社會病態，以我目前看起來有助於社會的生活型態，毀滅別人是我堅持的偏執。

我的確會遵守道德暗示，但毀滅別人是我的現實生活，就像一個私下是同性戀的已婚基督徒，在機場休息室找對象一樣現實。我對道德羅盤的遵守，就像大多數人遵守宗教信仰一樣。之前我在一場會議遇見一位猶太人女性，我們一起去漢堡店吃飯，結果她點的是烤起司三明治，因為要符合猶太教教規，但她出門旅行是可以稍微放鬆。對她而言，潔淨飲食是重要的道德目標，但每個人做事不見得完美，畢竟我們都只是人類，都可能違背我們的承諾。要是你沒有經常遵守自己的設定，根本一開始就不必設定什麼。你如果經常自然奉行某些行為，不需要掙扎在是否遵守某些嚴苛框架，表示你已經過著適合自己的生活。

對我來說，我並沒有感到有必要違背我的道德約定，因為我不是衝動的賭徒，也不酗酒，更不是性成癮或愛吸毒。我想要的通常不是天天發生，也不會傷人。硬要說我經常想要什麼，只能說，我想要停止自己對衝動的控制。也就是說，我真正想要的是，能不必擔心後果任意行動。不過我總是擔心自己如果放鬆一點點，可能就永遠回不來過正常生活。還好我紓解壓力是毀滅別人。毀滅別人不是犯法，也很難證明，知道我做得到也做得好，又有益我的身心。是不是錯的，會不會傷害別人，已經不是重點，畢竟我說的毀滅又不是真的去傷人，況且對方還不一定會發覺。人們經常是充耳不聞、不知不覺，要不是我努力讓他們發覺，想必他們一輩子都不會知道。我有一個最好的經驗，是我故意在自己、卡斯和露西之間製造的三角戀。

我和卡斯約會一陣子，打算進一步發展長期關係，不過這時我已對他失去興趣，卡斯不知道，他總是積極與我聯絡，顯得熱情又積極，出現在我的生活中。我想他可能是不輕易放棄的人，所以我找到其他利用他的方法。有一天晚上，我和卡斯一起參加聚會，大家開始玩接吻遊戲。我們加入遊戲，在人群中分開了，卡斯遇見的是露西，後來他介紹我們認識。

她很顯眼，和我很相似，所以我很想毀滅她。我快速在心裡打好算盤，露西愛上卡斯，卡斯愛著我，因此我對露西有無形的影響力。在我的指示下，卡斯開始追求露西，同時我向她的好友打聽一切，這些訪談不僅是終結她的工具，還給我帶來一些趣味，因為我發現我們的出生時間同年同月同日，只差了幾小時，這個訊息使我的偏執得到極大滿足，除了我們很相似，她簡直就是我的鏡像分身。我們有同樣嗜好、怪癖，生活混亂，不太有條理，不善與人溝通。我覺得她就是另一個我，特別使我感興趣。

露西和卡斯約會期間，我經常關注卡斯。我會指揮他去約露西，然後放她鴿子，要他和我在一起。他知道我在利用他，但也任我利用，後來他受不了良心的譴責，我決定和他分手，等他專注在露西身上的時候，露西已經滿懷期待要開始新關係，我再打電話給他，說我們是天生一對，一切只是為了測試他。我對他毫無尊重。

露西也好不到哪裡去。她不知道該保持隱私，所以像我這樣的人很容易利用她的訊息來對付她。我想她以前應該有過情感傷害。整件事根本是場鬧劇，就像老舊的吸血鬼電影，女主角總是一路被跟蹤，三不五時被吸血鬼留下傷痕，或是逃跑的時候受傷，或是切洋蔥的時候割傷手指等等。而且，不是露西跟我說這些，就是她的朋友好心告知。一切都太完美，有時候我甚至懷疑自己是不是被耍。

使我抱持興趣最大的原因是，我其實很喜歡露西，對她很迷戀。她盲目樂觀的態度，造成她掉入陷阱而不自知。我幾乎想要對她投誠，真心當她的好朋友；在我心裡有很多小劇場不斷上演，連最普通對話都會使我醉心不已，想想都要流口水。過了一陣子，我怕露西變得太美味，讓我太沉迷，想到她我就會胃痛。我只好開始躲避她，還叫卡斯跟她分手。

這就是我所謂的，毀滅一個人，但是並不是眼睛看得見的傷害。實際上我對露西做了什麼嗎？並沒有。但從露西的觀點，事情是這樣的：她在聚會裡遇見了一個男生，和他親嘴，她喜歡他，所以他們開始約會，一週數次，有時他會帶那個很怪異的朋友（我）。交往一陣子以後，狀況不太好所以分手。所以我其實並沒有毀滅她什麼。現在露西已經結婚，有一份好工作，我做的就是骯髒事，不過只是讓她誤以為有一段羅曼史，但卻是我傷害她的策略。事情就是如此。除了操弄別人，我也操弄自己；我不但混亂自己的感情，也混亂別人的感情。為了要進行毀滅別人的行動，我精心策劃了一齣心理劇，雖然不見得完全實現，卻足以使我得到滿足。

有人建議過我，吃MDMA（一種迷幻藥，又稱搖頭丸）可以擴展我的情感層級，我覺得他的建議很有趣，不過我已經透過電影、音樂、藝術來操弄自己，吃藥會有什麼不同？我不知道。

我熱愛音樂。音樂毫無疑問是一種操弄，電影也是（可能是因為裡面的配樂）。音樂的目的就是要激起聽眾的感覺，不過這當然需要你的配合。我發現音樂是了解人們的好方法，讓我可以去了解別人，或作曲家、作詞家的情緒和情感波動。對我來說，音樂就像毒品，會迫使我去經驗與平時不同的經驗，進入不同感官世界的人工通道。

我在學校研究音樂的時候，很喜歡別人評論我，在參加競賽後，我想要知道評審的評分表上怎麼寫。我很高興別人被迫必須仔細聆聽我的演出，至於他們喜不喜歡，我完全不在意。

隨著年紀增長，音樂在我生活中的作用已經不同，讓我可以與其他天真無邪的音樂家互動。演奏音樂家之間的聯繫，是藉由聲音和樂器，而非語言和臉部表情。玩音樂除了提供少有的滿足，還能讓我以其他方式與人們互動，更能減少我與非音樂人不必要的社交。既然我可以在鋼琴邊完成社交活動，我就不必在飯店大廳角落或老掉牙酒吧進行同樣的事。

我真的很討厭聊天。我根本不在乎你八個月大寶寶的生長發展里程碑，或者你上個月去科羅拉多的旅行。一般人或許還好，但我都是強迫自己加入談話，強迫自己點頭微笑，睿智地回話，恭維奉承。但音樂不一樣，我知道我彈的鋼琴可以對別人留下某種印象，無論我再怎麼絞盡腦汁，音樂的效率都要比聊天高太多了。有時候我不說話更容易得逞。音樂有神秘魔力，演奏音樂雖然是自我的表現，卻是公認受歡迎的行為。

我常希望自己可以只要旁觀而不必參與，就像看電視一樣，我看電視的確就是因為這個理由，因此我什麼節目都看。其中我最喜歡關於陰謀的電視劇，我知道我什麼都不必做，只要熱切地看著一切發生就好，對於結局沒有要求或批評。我覺得電影和書裡面的角色個性，比現實生活中更容易分辨。你可以自由觀察和分析電影裡面的人物個性，不會有人覺得你很奇怪。你可以閱讀書中人物的獨白，慢慢花時間了解他們，要不要了解也是你的自由。我從書本、電視、電影裡面了解的人性，比真實世界還要多得多，也比真實世界令我滿足。

人們總會錯認社會病態者沒有同理心，所以沒有感情。我從沒遇過沒有感情的社會病態者。社會病態者的感情的確比較淺薄、遲鈍，有點像小孩，不過你有沒有遇過一般人的感情也是很遲鈍？如果我沒有感情，我要怎麼玩弄別人的感情？

究竟什麼是感情？什麼是情緒？感情或情緒都是一種情境，也是我們對事件的定義和解釋。如果你覺得「心裡小鹿亂撞」，你可能會根據自己的解釋，表露出很緊張或很興奮的樣子。在某些文化習俗中，有些特殊的情感或情緒表現，例如巴西人的鄉愁，或是日本人的羞愧。情感或情緒難道只是身體對個人心理定義，在演化上的打或逃反應嗎？還是腎上腺素的分泌，被我們解釋為焦慮？或者把腦內啡解釋為滿足和快樂？

人為何作夢？一個理論是，作夢是睡眠時期，大腦對外界刺激的解釋過程。例如如果我們感到冷，就會夢見下雪。潛意識編織故事，告訴我們睡覺時感受到的事物。也就是說，不管我們感受到的是否隨機或片段，都會變成一場虛構景象，也就是我們的夢境。情感或情緒也和作夢一樣嗎？是否也是自行解釋我們輸入的感覺，來支持我們編織的故事？

即使我相信，人人都活在集體妄想中，我還是知道，愛是真實存在的。浪漫主義詩人——拜倫（George Gordon Byron）的半自傳悲劇詩作"*Lara*"，是描述一個自以為是的人，部分摘錄如下：

是真的，和他人走在同樣的路上，
與他人一般所見和所談的，
沒有理由的暴怒，
他的瘋狂並非來自頭腦，而是心房。

我一直都知道，我的心比一般人更黑暗，也更冷酷。因此我特別喜歡傷害別人的心。

註6：唯象理論（phenomenology），物理學中解釋物理現象時，只看表象事實，不研究內在原因。

第 8 章

別愛我

我十八歲的時候，到巴西當交換學生。在那裡我學到一種新的愛的思維。因為我天生視所有事物為成就，因此愛也是一種需要成就的事物，於是我對愛的研究，就變成誘惑的研究。

巴西電視天天播放的B級電影，形成我對愛的印象。我學得很快，你想知道什麼，電視上都有。愛沒那麼困難，也沒那麼微妙。人們對愛太飢渴，只需輕輕觸摸，產生曖昧的感覺，別有用心的熱切擁抱，略施小計便能得逞。每一部肥皂劇都會告訴你，愛就在若有似無之間。愛的本質就是變幻，例如累積變成汗珠，在發熱的皮膚上蒸發，消失得無影無蹤。或是化為承諾。或是變成其他更美好的事物，例如期待，因為尚未實現，所以最美。

巴西是學習愛和觸摸的最佳地點。我到那裡以後，就再也不記得什麼叫溫柔的撫觸。小時候母親一定曾經親吻過我吧？可是我只記得在公園遊樂場的拳頭滋味，那些溫柔撫觸早已沒有留下印象，只有像青少年時期父親拆門的敲擊，隨著年紀卻越來越清楚。我本不喜展現極端的情緒，像是祖父母伸出他們怪物般的手臂，搖搖晃晃地把我們一把抓入懷裡，老人的臭味衝進腦門；或是由於我的各種功能障礙行為，造成家庭成員的臉糾結，露出醜陋的表情或掉下悲傷的眼淚。我覺得這簡直就是霸凌，要我做一些我都不確定的事，逼我從情緒的懸崖跳下來。

不過這一切都過去了。在離家幾千哩遠的巴西，身體的接觸、撫摸是一種愛的展現。愛太令人著迷了，我一定要好好玩這個遊戲。每次見面和離開的時候，巴西人都又親又抱，既在乎又不在乎彼此的感情；不是假裝過份的同情，就是情緒大爆發。巴西人有性感突出的臀部。我在那裡念書的時候，里約的舞廳正流行一種瓶子舞，他們把空啤酒瓶放在地上，搖著屁股對著瓶子旋轉。巴西到處都是感官刺激，我還在上班時間下午，看見有三歲小孩在馬路上大跳森巴。

巴西人不是很美麗，就是很醜陋，我覺得很有趣。年輕人光彩飛揚，曲線畢露，像柳條一般伸展他們的姿態。而老殘者則是風燭殘年，雞皮鶴髮，腰部以下已經變成化石，卻還穿著高跟鞋。不管遇見誰，臉上總是掛著微笑，或是想要微笑，或是剛剛曾經微笑。跟他們所處的骯髒環境和絕望情況相比，你不能不注意到他們強烈的肉體姿態。他們的身體滲透進入你的每個分子，讓你覺得你簡直是活在巴洛克幻想世界裡面，可惜身邊不是義大利的大理石，而是雜亂的水泥貧民窟。路上沒有聖女大德蘭的神聖狂喜，而是一堆裸體陌生人在交媾。沒看見人們又哭又笑、又叫又唱，才叫作奇怪。

除了盡責認識和照顧所有人，巴西還有一種自由是浸淫在一種模稜兩可的文化中。

不像美國黑白分明，巴西的多重種族風貌，沒有清楚的定義。我遇見過許多變性者，他們對我陷入的性別定義和世俗認定，很不以為然。有些人除了有陰莖，還有乳房；有些人把陰莖或乳房割除。無論有沒有性器官，都不是他們認為的性別認定，也不是人類的定義。對於我這個無法強烈認同自己性別的女孩而言，我覺得與這些巴西人特別合。他們讓我看見了不同的世界。

我從未見識過這樣的人生，使我重新對人類產生興趣。巴西人不只是我各種分身的照妖鏡，由於對比甚大，身處異文化，再透過這種異國透視鏡看世界，我只好被迫將自己從小學會看透人們的招數，棄置一旁。

我就像一個科學家，身懷艱鉅任務，要研究新人種的秘密。對自己生活最滿意最快樂的人，總是看起來最美麗的。最受人歡迎的人，總是帶著幽默態度和善良的心，使周遭空氣中的物質分子也跟著沾染上喜悅的光彩。我想要變成這樣的人。

我加緊了解，也加速練習。既然以後我的世界再也不必看見這些人，我完全不必擔心所作所為造成的後果。所以美國女學生在國外都很受歡迎，男學生則被厭惡。在巴西熱情奔放的氣氛中，我年輕沒有男友，自然受到年輕人的歡迎，想要一起來分享我的肉體，參與性慾、感官和親密感的嘉年華。個體在晚上會成雙成對抱在一起研究深吻，我也參與其中，親身實驗學習。我學會怎樣吸吻別人和自己的舌頭，怎樣挑逗口腔上顎，使人無法抗拒。我學會了解，親吻原來是一種對話，可以是閒聊，也可以是兩個陌生人之間有意的逗弄，更有時感覺起來像是深入別人的內心，建立親密關係。

我對待愛，就好像愛是可以鍛鍊的，像我在巴西學葡萄牙語一樣，一邊鍛鍊語言，一邊鍛鍊我的誘惑能力。我會帶著目的上酒吧，試驗自己不說一句話，可以吸引人們到怎樣的程度，或是不讓他們碰到我而難過。起先我從可愛的高中男同學下手，接著是交換學生，成年男性，最後是變性者。

我吻的第一個對象，是個女人打扮的美男子，身體抹上油和金粉，發出古銅光澤，穿著黃金胸甲和丁字褲，一頭黑髮插著彩色羽毛和寶石。我不由自主被他公孔雀般的風姿吸引，想要碰觸他的紅唇，就好像爭取獎牌，佔有像我一樣傑出的人。

我從沒見過像他一般光彩奪目的人，我想像他在一間破落小公寓裡面打扮的模樣，精心整理身上的假鑽石，仔細畫好眼影。他對我的吸引力不在於男性肌肉或女性體態，而是他對美的重視，他想要得到讚嘆。我在他身上看見這種毫無瑕疵的勇氣，令我愛慕不已，這是一種令我心神蕩漾的剎削關鍵。

或許某種程度，我是嫉妒他勇於向世界展現自己的異常之處，以及他對自己的認識。

我對自己沒有這樣的了解，表面上我看起來有自信又開放，內在卻是個壞心腸，孤僻，不知如何與人相處的人。我很想當好人，做的卻盡是壞事。除了遮掩和違規，我不知道其他的生存方式。因此親吻他的瞬間，我也跟著得到他爭取的努力，他非常美麗，他存在於世界映照的魔幻光影，他投射出來的正面意向和能量，我想要用嘴品嚐這一切，大口大口吞下。

除了想要暫時和他在一起，得到一些我可以了解的感覺，以某種生理方式來解讀他，我並沒有佔有他的企圖。就算我們接吻結束後他突然倒地而死，我也不在乎。假使出現某個幫派或痞子踹他或割他喉嚨，我也會在旁觀看，享受暴力的快感。如果我不是一個有大好前程的女孩，我還願意加入一起打他，感受骨頭和肌肉在暴力下破壞的滿足。儘管我曾經擁抱過他。

親完這個不男不女的，我又親了好幾個，和陌生人練習生理之愛，讓我可以學會培養愛的情緒，應用在親朋好友身上。經過這樣的實驗，我才能知道要怎樣設計，才能從別人身上獲得我想要的力量。畢竟我終究只是一隻會計算的野蠻動物。

我終於了解，我欽慕的女人打扮美男子，那種動力是來自性與愛。除了電視和電影，我在巴西所有的所見所學，都告訴我，愛不是壞的，愛讓一切都值得，愛是世界上最美好的。性在我心裡原本一直是壞的，我也學會性是愛的一種活力，性不是邪惡的，也不該被男性壓抑，而是一種獨特的連結方式。所有的一切都是美好的，是令人興奮、心動的鮮美力量，這些都是我學到的絕招。我在操控和剝削別人所得到的樂趣（使我人生有價值的中心思想），是以這種方式組成，可以描述為一種狹義的愛，最具救贖和人性。

這個發現真是太驚奇了，我花費了將近二十年，尋尋覓覓想要找到深入人心世界的關鍵點，終於讓我發現阿基里斯腱的秘密。我明白什麼叫做溫柔刀，每個人都想要愛，因為想要，每天都為愛踏上險境，想要被觸摸，被接受。能成為別人的毒藥，我無限滿足。

我也會對愛上癮。我愛被別人所愛，也愛去愛人。我很想知道，大家為何不公開把心掏出來表現愛，為何不天天把愛寫滿書頁。太簡單了。不必花吹灰之力，就可以得到無比滿足。我越深入自己的興趣，越深入愛，人們越愛我，越快樂，我也就越沉迷於權力。我的一舉一動會使人們又哭又笑，好像捏陶土，都在我的旨意下變化。思想的力量有如迷幻藥，法力無邊。

我發現，你可以愛每個人，即使只有一個晚上、一個星期、一段時間，讓你所愛的人，成為你生活的理由。你的愛不僅比其他任何事物，具有更偉大的影響力，還能讓你為所欲為，按更多按鈕，拉更多拉桿。我不必再努力想要操弄和欺騙，就可以在傷害別人後，又為他療傷止痛。

我回到美國以後，對愛的興趣立刻消失。我必須做幾件事。我不希望美國的相反風氣，會堵塞我在巴西的所學所思，而想要更加擴展和深入我的巴西經驗，所以我要在美國建立新的人際關係。

我發現，原來我一直瞎了眼，自我否認消耗他人內心世界的樂趣，卻毫不自知。我千方百計想要別人為我奉獻，事實上我該讓他們主動為我奉獻才對。既然我的眼界已經打開，就永遠開著吧！我的待辦事項清單添上一筆愛，要做到能讓人哭泣。

我的確融會貫通。但回到自己的國家，不能把舌頭隨便伸進每個人嘴裡，尤其我上的是一所有嚴格校規的宗教大學。不過這也有好處，至少我身邊保證每個都是性飢渴，特別容易捉弄。

我還記得，有一次與一個超級天真的男生約會，他是一個標準明星四分衛，笑起來露出一口白牙，逢鬆的金色捲髮，在陽光下閃閃發光。我們一起看完電影，他在我車裡坐了很久，為了我的身體（特別是胸部），想要我邀請他進房門。時間已經很晚，早就過了宿舍宵禁，戒律都破壞好幾條了，我其實對他沒什麼興趣。我們開始約會不到十五分鐘，我就知道我已經得到他的心，因此整個晚上我只是利用機會來觀察他，獲得我所想要的資訊，以備未來之需。我喜歡愛情遊戲的追逐前戲，不過他完全無法挑起我的好勝心。

他坐在我對面，我想，他親吻過的女孩是怎樣的？他太沒有個性，好像只是電視劇裡一個緊張的年輕人，這種人會讓你懷疑，不知道他們有沒有真實人生，還是電視編劇關燈回家以後，年輕人的腦袋也會跟著停止轉動。

我讓他坐立不安。他無法理解為何我會泰然自若，也不明白為何會深受我吸引。我的外貌並不出眾，也沒有什麼可以拿來誇耀的地方，甚至說我很怪異也不為過。我發覺他的疑惑，知道他想要判斷我值不值得他交往。他的標準帥氣外貌可以吸引許多金髮正妹的愛慕，這些人都是他的女性分身。我解除了他的武裝，讓他覺得很沒有安全感。

就如同我之前對待珍一樣，十九歲的我只要願意，就可以擁有這個帥氣的四分衛男孩，幫我寫功課，送我東西，跟我結婚。可惜我不想要他。那天晚上，我在宿舍外面很有耐性地和他周旋良久，久到我都很想叫他下車，讓我回去睡覺。那次約會以後，他又打來許多次電話，可惜已經來不及，其實那天晚上還不到一半，我的腦袋裡早已沒有他。

誘惑遊戲的問題就在這裡。你可以天真可愛地去引誘別人，享受關愛的眼神，不過當你突然決定抽身，卻發現已經有人離不開你。

因此，我在引誘某人的時候，一旦得逞，我會立刻切斷聯繫。我的基本主張是，以釣魚來看待這件事。釣魚有趣的是過程，一旦釣到魚，遊戲則結束，所以何不把魚丟回去，改日再來釣？

為了方便誘惑順利，我還因此培養特殊人格，讓別人被我的自信吸引。不過，我真正吸引人的地方在於，我與平常遇見的人完全不同，充滿了美味的刺激性。我的口音讓別人無法分辨我是哪裡人，加上皮膚顏色比較深，讓人捉摸不定。其實我很中性，但不喜歡外表透露太多我的真實個性，因此常常打扮得比較女性化。我不像女性朋友一樣喜歡穿輕飄飄的洋裝裙子和高跟鞋，我比較追求流行品味，從外表可以看出我精瘦的身體曲線，有點肌肉，還有波峰起伏的美麗胸形。我對美麗的事物如臉孔、身材，甚至數字、風景、邏輯，一向很敏感。歡樂是我的人生最高指導原則，所以我總是在尋覓目標。誘惑的歡樂，在於完全佔領一個人的心靈過程，得到的生理滿足和心理挑戰。若發覺太麻煩不值得花費經歷，我就立刻停手。

我遇見摩根，不知道她那麼麻煩。由於她的名字和我一樣，立刻引發我對她九成的興趣。我想，如果能和自己做愛，不知會多麼有趣。我們在同一家事務所，我是菜鳥律師，她有豐富開庭經驗，我們之間的距離，讓我越看她越覺得她好性感。

我們第一次真正在一起談話，是在一個星期五下午，我們都提早下班，也都發現對方翹班，所以我們誰也不會打誰的報告。我知道我們會一起搭電梯下樓，花五分鐘一起走過迷宮般的一樓大廳，然後一起朝停車場的同方向前進。由於我對她仰慕已久，我們談話這麼久，讓我很緊張。我其實沒什麼好擔心的，因為等我們一起去取車的時候，她已經在跟我分享她的故事。我只聽不說。傾聽是最好的誘惑方式，她的坦白剛好讓我有機可乘，掌握糾結的感情、犯罪、性別認知混亂等各種弱點。

我倆之間的熱烈發展，很快變成知己，我的迷戀來自於自戀，以及想要剝削我所仰慕的人，她則是明顯會被傷害她的人所吸引。從沒有人如此讓我反應激烈，對我的依賴甚至顯現在她的外表上，從前堅毅的下巴，如今變得鬆弛，堅定的棕色眼珠也變得閃爍，為了躲避我的眼神。我覺得她甚至開始掉頭髮了。

我覺得很困惑，畢竟她在職場上一向表現得很有擔當，從容不迫地面對法官、陪審團和難纏的敵對律師。摩根在工作上具有社會影響力，我很想得到一點，基於自尊，我更想迎頭趕上。起初我對自己對她造成的影響力，感到沾沾自喜。每次聽見她聲音裡的一絲遲疑，或是喃喃自語，我都無比喜悅。在那些時刻中，我會停止呼吸和眨眼。她的不舒服可以使我產生深沉的愉悅，我的舌頭不自覺地開始舔那顆鋒利的犬齒，如同對著鮮美多汁的一塊肉流口水，然後咬一口逃走。

摩根沒辦法恢復正常。對她來說，我的遊戲利潤太高，她沒辦法停止。就像你會想辦法讓過度興奮的動物或小孩冷靜下來一樣，我也想要放鬆她的神經，因此我的動作很慢，對她解釋我的所作所為，安慰她不必擔心，沒有人會受傷，故意藉此羞辱她，讓她看見被小小的我折磨，是多麼愚蠢。我費了許多功夫，一步步使她越來越脆弱和害怕，也使她越來越討厭這樣的自己。有一天下午，她取消晚上和我吃飯，除了我會讓她緊張，沒別的理由。我坐在她辦公室裡，無聲地判決著她，不願意輕易讓她溜走。我不想輕易滿足她的受虐傾向，不過我的手段太激烈，最後她不願再和我說話。我不記得自己做了什麼導致一切的結束，可能是我暗示她沒有價值，捉弄她皮膚很差。她想要結束，讓我很驚訝，但沒辦法，我不小心操之過急，沒讓她投降，反而把關係搞丟了。

我知道，想要讓她回心轉意，只有一個辦法，所以我等了幾個月，發出一封發自內心溫暖的email，向她道歉，並表達我的愛。我的道歉沒有特指什麼事，所以她可以自由解釋為何覺得我對不起她。信中我的愛充滿了甜蜜，我把所有對她的仰慕，還有她覺得自己要被仰慕的點一一列出。我相信，只要我招認自己的死穴，告訴她我天天都在想她，以至於整個人變成行屍走肉。我在 email 裡面多次提到我愛她，還注意要用過去式，讓她後悔自己原來不知道我的愛。逝去的愛，最令人扼腕。她從不知道我深愛她，因此也沒機會品嚐這份愛。信末，我假裝沒有安全感，拋出幾個輕微的指控，說我覺得被她拋棄，要是我們能夠再在一起，一切將會不同，不過我並不指望這是一封非常有效率的 email。

過了幾個星期，我接到她的回信。她和新認識的女朋友出去渡假，在島上接到我的 email，信件造成她和女友意外的爭執，導致兩人分手。知道這個消息以後，對於能造成她的困擾，讓她和女友躺在海灘上的時候心神不寧，我感到很滿足。所以她一回來，我們便復合。她自我折磨的弱點不但沒有消失，反而倍數成長。她向我尋求更多的傷害，我也夠厭惡她，因此很不高興地不得不協助她達成心願。

幾個月後，我們終於分手。摩根被迫主動辭掉工作，罹患過食症，折磨得不成人形。看她突然從職場上一個優秀的出庭律師，變成身體失調，才不到幾個月的時間，使我很震驚。我以為她快要活不下去了。這種極端的變化，我想我不能負完全責任，她對於被折磨的欲望，導致不可避免的結果。她等於多次計畫自殺，如果真正執行，早就成功。不過我想，假使她真的死了，就會失去以後被折磨的機會，因此為了經歷更多不同的苦難，她才忍著繼續活下去。這個理由使我們的關係變成是有道德的，她想被傷害，我想傷害她，讓她更墮落。不過她要求太多，我有點膩。

有時我們還是會見面，然而追逐遊戲已經消逝許久。當然，我從沒愛過她，她卻以扭曲自己的方式愛著我。我使她相信，由於恐懼和羞恥，我明白，她必須要將許多需求和欲望隱藏起來，可是我不會因此退拒。我說的是真話。大家都說，要小心，別把性與愛混淆，不過我認為，真正要小心的是，別把性與了解混淆。我可以解讀你的靈魂，直到我完全了解你的任何微小波動。但是，一旦解讀完成，我就會像丟報紙一樣，把你捨棄掉，連手指上沾染的油墨也一併清乾淨。我的解讀欲望並非假裝，但興趣不是愛，我也沒有做永遠的承諾，或許偶爾有吧！但你也不該相信我。

社會病態在我身上的呈現，其中之一是對於性和性傾向的不確定。通常我們的自我不鮮明，沒有出眾的世界觀，不容易給人留下印象。我們沒有社會規範和道德標準，是非對錯的定義也很模糊，態度可以隨時變換，配合談話，有魅力。面對事物，雖然沒有什麼堅定信仰，但我們自有一套基準，在某種程度上，也影響了我們的性表現。

許多診斷社會病態的症狀，便描述著無性別或性別的模稜兩可，例如學者 Cleckley

的心理病態診斷，就包括性生活「非個人的、稀少的、不深入的」，這簡直就是在描述我，但我覺得無妨。

朋友告訴我，她對於我的宗教，最不滿意的一點就是禁止婚前性行為。我當然還是會做很多事，但她擔心的是，性會帶來很多樂趣，覺得我不該錯過。相較之下，她是個性情中人，而我卻完全相反，因此我認為，性的情緒部分對她來說很重要，然而我在親密接觸時產生的情緒，大致跟我吃垃圾食物差不多。（尤其是起司漢堡最棒！）即使我的關係再認真也一樣。我也覺得和別人的生理接觸很有樂趣，但我的樂趣和一般人的可能不同，而且我從不會因此感動哭泣。這也是為何誘惑對我重要的是追逐過程，而不是結果。

堪稱我的愛人的那些人，有時會因此而澆熄慾火。我對於自己的身體非常自在，因此會讓很多人覺得興奮。我不是愚蠢的青少年，也不是吸毒的脫衣舞孃，對裸體照等類似的事物並不在乎；這不是想要得罪人，我總是跟那些不在乎自己有損失的人，相處比較融洽。一旦想清楚了，我便對親密關係沒有羞恥心和情感依附，對於這個部分，我表現似乎就像青少年和脫衣舞孃一樣，或過去曾有性虐待等問題的女性。不過，你可能會認為，我的宗教信仰會鼓勵我去想，性是一種靈魂的特別融合，而不是一句話能引發的情緒或情感。

我對性沒有執念的態度，這延伸到我選擇伴侶的性別。我並不只受到女性的吸引，我很開放，凡是有特殊能力或獨特世界觀的人，都會吸引我，但一開始我對同性並沒有什麼嚮往。成年以後我了解，性的歡樂可以拓展我的視野，因此自然沒有必要受到天生的性別限制。於是我開始訓練自己，把性幻想從男性漸漸移轉至女性身上，養成我可以被女性吸引的第二天性。對於拓展的世界，我感到非常滿意。

身為社會病態者，我並沒有特殊的性別認同，我認為，甚至連「雙性」這個名詞都含有性別認同的誤導，不如改為「性機會均等」才不會有歧視。事實上，我喜歡把社會病態者當作是人類社會裡的猩猩，隨心所欲的利用性愛。我相信，性別的模稜兩可，就是社會病態最好的特徵之一。

早期人類認為社會病態是一種與同性戀等「不正常」性行為相關的心理疾病，一九五二年，美國《精神疾病診斷與統計手冊》（The Diagnostic and Statistical Manual of Mental Disorders，簡稱 DSM）初版，最早將同性戀列入社會病態的人格障礙，到第二版則移除兩者的關聯，直到第三版才完全將同性戀從心理疾病列表中移除。

精神病學家克勒利在新版著作中，批評早期將心理病態與同性戀連結，認為同性戀傾向「雖然有些心理病態者確實是同性戀，但不足以成為特徵。」然而他也承認，「真正的同性戀者，若想要為自己的性衝動尋求解決方式，結果經常反而會進行違反規範的活動；有時是為了微不足道的獎賞，有時則生不如死，成為心理病態。」克勒利提出一些故事，是關於有同性戀舉止的社會病態者，例如安娜，「他」是一個富有家族的年輕後裔，因此相對來說，「同性戀對他是很荒謬的」：

病人表面上對於這個特殊性向，缺乏任何強迫或強驅策力。很明顯地，病人沒有多考慮便產生想法，到離他家不遠的農田，找來4個黑人。這個地區當時屬於三K黨（想想三K黨的態度），這個聰明、與眾不同的年輕人，卻一點都不會良心不安地把這些不乾淨的黑奴帶走，把他們藏在卡車車廂裡，帶到附近遠近馳名的偷情地點，選擇「遊客小屋」進住，這種房間可以讓男人帶女人大方進入，而不會被盤問。儘管這些設施的管理者有所懷疑，也很驚訝，病人竟然幫四個同伴口交。

面對他的罪行，年輕的病人只是笑著說，「男生就是男生」。

儘管在任何疾病症狀中都沒有「性別模稜兩可」這個症狀，我卻發現這個特質用來測試社會病態者，甚至比公認的特質還有用。我遇過很多社會病態者，無論在現實生活還是網路上，不少人似乎都在模糊地帶遊走，有技術性無罪釋放的前叛亂份子，嫁娶黑人男子的肌肉男，沒教養的亞裔美國企業家，學術專家，窮軍人。想想，我真的還沒遇過半個聲稱沒有同性戀經驗的社會病態者，因此我相信這是現存最有力的社會病態特質。事實上，這也是我個人用來判斷社會病態的最主要特質。

令人驚訝地，有不少以為自己是社會病態的人，經常造訪我的部落格，我猜這是因為大家都以為社會病態的特質就是粗魯無禮、有效率、有能力或權力，不過這些特質在正常人身上也很常見。所以我接過不少信，問我他們是否是社會病態者，這時我會提出同性戀問題，開玩笑地問他們有過幾個同性伴侶，看起來好像是在故意羞辱他們，凡是因此產生敵意或捍衛自己性傾向的人，我通常不再看其他的特質，告訴他們你不是社會病態者。一個真正的社會病態者，不會因為個人的男性或女性傾向受到質疑而生氣，因為他們原本就對性別這道界線不太在意。

性的模稜兩可，雖然在臨床上的症狀不常見，卻往往成為構築社會病態者世界的特質之一。電影《天才雷普利》的主角便是雙性戀，還有《蝙蝠俠》裡的小丑。在現實生活中，著名的謀殺嫌犯李奧波德與勒伯（註7），兩人都嚮往尼采哲學，卻犯下冷血謀殺。還有吸血鬼故事裡面經常有許多女同性戀吸血鬼，明顯地具有同性暗示。

英國著名演員奧立佛男爵的性生活很有趣，且可以歸類於社會病態。他雖然與三個女明星結過婚，還與男人糾纏不清，其中有一個同志愛人曾說：「他就像一張白紙，無論你要他做什麼，他都會做，他會等你給暗示，然後就變成你要的人。」奧立佛男爵或許不是社會病態者，但他明確描繪出一個個人意志力很弱的人，可以扮演其他許多不同的人格，也具有不定形的性認同。

因此，想要引誘摩根很容易，她代表我所可以扮演的某個角色。我雖然愛自己，卻不可能愛摩根，她只是我的目標之一。誘惑是我用來提醒自己的欲望，而不是用來磨練的技巧，是我自戀的燃料。

人際關係對我來說只有兩個意義：佔有與剝削。希臘人對愛有許多描述，我對佔有與剝削也有許多感受和行為。佔有表現在我對家人和我稱為朋友的人，我對他們有一種佔有感，還有感謝。

剝削是關於我的誘惑等，愛的興趣。誘惑在傳統上是一種全有或全無的努力，像一把野火，我無法完全掌握，點火以後就任由延燒，有時也會自動熄滅，因此如果我想和某些人在一起超過幾個月，我就不會誘惑他們。而剝削的歡愉是掌握影響力。我從不會沉迷於佔有，卻會沉迷於剝削。我可以從剝削中感受到佔有。我剝削是因為會使我興奮。我能成功剝削他們嗎？那會是什麼模樣？成功對我來說是個人能力的延伸證明，如同一位讀者說：「再沒有什麼事，要比將聰明美麗、資源豐富的人，變成一個玩物，還要更有樂趣、更令人興奮的了。」雖然是場遊戲，不過我對操作謀略比獵物本身更有興趣。

在狄更斯（Charles John Huffam Didcens）的《孤星淚》（Les Misérables）裡面有最好的描述。郝薇香小姐抱著復仇心態，把養女艾絲泰娜養大，從小教育她如何讓男人心碎，但艾絲泰娜唯一不願對孤兒皮利普下手，皮利普也發現艾絲泰娜的特殊態度，他向艾絲泰抱怨，艾絲泰娜訓斥回應：

「你要我那樣做嗎？」艾絲泰娜說，她突然換了一張嚴肅的臉，有點生氣。「你要我騙你，讓你掉入陷阱？」

「所以你騙他，讓他掉入陷阱嗎？」

「是的，還有很多人，全部的人，除了你之外。」

我跟艾絲泰娜一樣，我不誘惑我佔有的人，因為我不希望他們不尊敬我，以免無法維持長久關係。一位讀者這樣說：

你發現，面對人們很難不客觀，但這麼做很重要，所以你只對一部分了解你的人這麼做，其他不了解的人對你來說都只是笨蛋。

我有一些來往關係，剛開始是誘惑，漸漸變得認真起來，就像上任男友，不過他總是抱怨不懂「真正的我」，他無法滿足。

佔有與剝削呈現出我的特殊面，這些部分我不想給別人看見。社會病態者大多有令人喜愛的天份，但只有一部分的人會善加利用，不過也是佔有、變化無常的；只要覺得有利、可以掌握，他們就會維持關係，直到厭煩而離開。維持關係的時候，我們對你想要和需要得到的認識，若可以配合我們魅力而多變的個性，表示我們可以成為你夢中情人類型。我談戀愛的時候，我會先盡可能蒐集對方的各種資料，才能表現得像對方的完美情人。一位讀者曾表示這樣做會上癮：

你明白他們的所有不安，因此你滿足他們的所有需求，使他們依賴你，覺得沒有你會很空虛。此時此刻，他們已成囊中物。

最接近社會病態者的愛，是孩子的愛，熱切的、相信的、自私的，也是極端忠實的。

社會病態者愛一個人，不會把對方放在自己之上，假設你很有價值，他的確會把你放在其他人之上。我向朋友證實這件事，問他們和社會病態者做朋友的感覺「利大於弊」。

我這麼說，並不表示我所愛的人不懂我，相反地，他們不但與我很親密，也都明白我與一般人不同之處。事實上，許多對我最好的人，自己本身就是移情者，他們完全了解我內心的黑暗面，因此身不由己地以柔軟心腸來對待我，我則以獨特的信任和付出來回報。我學過怎樣表現慷慨和仁慈，但唯有我最愛的人，才能親眼看見我怎樣努力做到這些。

我處理戀愛關係的方式，並沒有對錯，但你要說哪裡有問題，的確值得商確，但也要看你問的是誰。有一次晚上，我把約會對象「勒死」了。當時我們吃完晚餐，開車回到我家公寓前面的馬路上，時間很晚了，我還記得夜色已深，來往車燈發出刺眼光芒。我們曾就性做過討論，因此我認為我已經告知會有碰撞動作，我理性地確定對方對我的暴力不會有報復。但我還是在等待適當的時機，然而我卻在那一刻遲疑了。她雖然立刻抓住門把，卻因我的遲疑而暫停，我轉向她，看見她眼裡的疑問：我們要接吻嗎？

我先打了她一巴掌，我還記得手裡傳來滑過她臉頰顴骨的感覺，她臉上閃過一陣驚愕，轉為恐懼，最後產生柔軟的了解，開啟了飢渴的欲望。她事後告訴我，直到我雙手勒住她的脖子，她才有失控的感覺；她雖然知道我愛她，但我強壯有力，很可能會傷害或殺死她。我想這是否為移情者喜歡被虐待的通病？若為真，如果沒有社會病態者對他們偶爾拳頭相向，想必有廣大群眾將會生活在水深火熱中。感覺上，我的女友似乎比我更享受這種經驗。

她瘦長的脖子有美麗的曲線，襯著一頭短髮，我的雙手可以輕易地勒住。如果不需要顧慮後果，我大可殺了她，不過我沒有傷害她的理由，並不是因為愛的感覺，也不是因為她不准我再做同樣的事。我很想再來一次，也的確又做了很多次。我有強壯的手臂，也有多年音樂訓練出來的強壯手指，可以逐漸加重力道，因此在這些手指的緊握之下，會產生無法停止的感覺。

性愛窒息是關鍵之妙，如果沒試過，千萬別疾呼禁止。我現在的男友就常常勒我脖子，勒的時候會感受到平均漸進的壓力，產生堅實持續的感覺，漸漸昏厥，興奮感從體內深處浮出表面，好像進入天堂一般。

我和這個男人約會，幫助我變得正常，也修正不少社交禮儀。他的身高不高，職位也普通，還可以接受，但長相英俊，體格健壯，令我很享受。他的微笑看起來和我一樣誠懇，身體力量和心理能力也和我相仿。我們平常一週見面幾天，出去的時候他為我開門、付飯錢等等，做一切紳士會為女士所做的事。

他在各種方面都與我之前約會過的男性一樣，我選擇他們都是基於同樣的功能做為選擇對象的條件。他愛我比我愛他多，但這並不表示我不愛他，或不能用我的方式來愛他。我盡可能以我的方式，慷慨和善地對待他。

我偶爾會在正常關係外，與其他男女有過外遇，不是我主動追求，而是剛好有適合的對象出現在我的生命中，讓我產生佔有慾。我並不認為這種關係是欺騙，不過為了避免鬧劇，我還是保守秘密。我認為任何外遇都是一種剝削，而不是佔有，因此我自然不會有感情拘束。外遇的本質是短暫的，我自然不覺得這些對象需要考慮什麼。我明白不是所有人對關係都和我有同樣的感覺，因此乾脆閉緊嘴巴。為了回報他們的愛，我提供一些他們無法從別人那裡得到的事物，我稱之為公共服務，也就是，去看見他們隱藏的需求，然後回應。他們也回報我，提供我注意力、仰慕、金錢、良好建議、身體的愉悅、潛在目標（他們的親友等），甚至幫我從車上搬運超市採買貨品到我家也可以，不過並非是一報還一報這麼公平，還好至今沒什麼人抱怨過。

記憶中我利用愛情的經驗，要從幼稚園開始。我和不太會說英語的墨西哥孩子交朋友，他很喜歡我，為了表達愛意，每天都送禮物給我。其中我最喜歡的禮物是一枝閃閃發亮的花樣鉛筆，是在自動販賣機用兩毛五買的。

他花光零用錢，買鉛筆送我，接著開始送我火柴盒小汽車，這想必是從他玩具收藏裡面來的。我會把這些汽車和哥哥、弟弟們交換，或是一個幫忙，或是我想要的東西。這樣過了幾個星期，吉姆叫我去跟男孩說，我不喜歡他，但是我不懂吉姆的意思。那樣做能稱為仁慈嗎？但這樣我會拿不到鉛筆、小汽車等他收藏的東西，他也會失去他想從我身上得到的神秘東西（不過我不清楚那是什麼）。況且我喜歡他喜歡我，我想要所有人都喜歡我。

我從交往的每個人身上，都可以得到一些特殊的東西，我對各種不同特性的人，都有足夠的耐性。多年後，在我結束律師職涯前，我遇見一個喜歡我的男人，他讓我想起那個墨西哥男孩。他有一身雕像般的體型，一對藍眼睛，一頭捲曲金髮，彷彿是準備戴上桂冠的太陽神。他和弟弟互相扶持，一起住在一間單房公寓，裡面有兩張單人床，他已經失業六個月。每天三餐吃的是隔壁馬路麥當勞最便宜的起司漢堡，因此他猜想這就是他掉頭髮的原因，不然為何每次我們親熱之後，我的嘴巴裡總是有不少他的毛髮。他每天都在玩射擊遊戲，聽動作片原聲帶。他看見我不討厭他的怪癖，心裡很高興，不過我沒說實話，我不太能忍受《K星異客》的全部情節。

我送他一本關於亞斯伯格症患者的書，他從沒有接受過評估和診斷，但他漸漸能接受我的判斷。我看得很清楚，他談論到他在人際關係上的挫折，覺得人們「根本沒有邏輯模式」。在某些方面，他是我另一個頭腦壞掉的雙胞胎，所以我原本希望我們的關係能維繫下去。

他就像那個墨西哥男孩一樣，對我是真心的，不同的在於，我也是真心誠意想要和他在一起。他英俊、好相處、不批評、性情溫馴，只是要求比較多。我接受他，也需要他的接受。等我正式被公司解聘，除了沒什麼錢，我還覺得他佔去我太多時間。我們為這些爭吵，雖然事小，卻讓我很不快樂。我很想和他在一起快快樂樂的。在我完全貼上社會病態標籤後，他是我唯一首度想要廝守的對象，幾年來我已經有過太多場失敗的戀愛，如果能證明我也能維持一段關係，我就不至於太過失敗。雖然如此，我對如何維持關係，完全沒有頭緒。

最後我終於決定，想要了解彼此，或許最好的方法就是訴諸理性。我向他解釋，我們花太多時間在一起，我沒辦法配合他。他整天沒事幹，因此一天到晚都想和我在一起。我卻不想。為了讓他了解我看待自己時間的價值，我要他每和我在一起一小時，就要相對花一小時去做平常他不會做的事，甚至為此我還花時間列了一張表，上面有八十件他可以找機會做的活動，例如閱讀我挑選的書，學攝影，聽公共廣播。我不是在強迫他做事，而是希望他能藉由這些事來了解我的觀點，了解我的時間比他珍貴兩倍。

不過他沒採納我的建議，讓我很訝異。現在回想起來，我想我的那張表想必傷了他的心。我當時只是希望，一個高功能自閉患者應該可以看得出來，這樣做是在維繫我們的關係，而不是在侮辱他。我原本與亞斯伯格症患者約會，是希望他的感情不會像移情者那樣處處是地雷，也不會像移情者那樣，無法維繫穩定的關係。如今我依然懷疑自己是否會有長久正常的關係，我會結婚嗎？能維持幾年嗎？每次戀愛的結果，為何總是失敗收場？

我總是用很差勁的手段分手。有一次，我感覺不再愛對方了，通常一旦發生這種事，我總是拖拖拉拉，直到對方主動離開我。比起激烈的分手，我寧願忍受這些不方便。我一向不了解別人為何要情緒激動，為何要因為我的所作所為而哭泣，我覺得他們和我在一起這麼久，應該了解我不會為情所動，好比期望一個坐輪椅的人，可以自己爬上樓梯，或是討厭自己的小孩，不是自己希望的性別。如一位部落格讀者所言：「不激動的人，不了解激動的人為何要激動，好比有人用你聽不懂的語言在罵你。」事實上，想要讓我激動，唯有在法庭上對質的時候哭泣，由於我想要避免輸掉案子，才會生氣或難過。為了避免造成關係崩解，我也會避免情緒指控，防止不必要的爭執。

大多數心理學家認為，社會病態者不能愛，但我認為這個理論很無聊。我的愛只是多一些計算和自覺，雖然不一樣，但並非不存在。這種錯誤觀念來自於愛是天賜的錯覺，以為愛是純粹的禮物，來自無私而非自私。但我認為這不是真的。

例如大部分的人並不是想要有小孩才考慮有小孩，就像你若從未被折磨過，或擔心難過，或頭痛欲裂，你就沒辦法有感受。我的姊姊無法抗拒自己小孩甜美的笑容，我看著她們，便明白天下沒有比這更美好的愛。我也一樣，對這個金髮紅頰、剛來到人間沒多久的小東西，也產生了愛的感覺，我知道這寫在我的遺傳基因裡面。小姪女對我有無窮的吸引力，僅僅是她存在的事實，就啟動了各種化學和酵素的開關，使我產生無盡的喜悅，產生慷慨付出和關愛的症狀和副作用。演化生物學家對於愛的適應作用，以及伴隨愛所產生的表現，如慷慨行為和仁慈，一直感到不解，因此推論認為，是這種利他主義的行為，保證了基因的生存。這種內含適應性理論，基本上認為，你願意對他人有利，是因為可以獲得保證自己基因生存的益處。換句話說，既然你和兄弟姊妹分享共同的基因，你自然會和兄弟姊妹互相幫助。這個理論近來有許多負面論證，一些科學家認為以數學機率來說並非如此。不管什麼理由都好，我都愛著我的小姪女，取悅她就等於是取悅我自己，她的歡笑使我的世界充滿亮晶晶的金粉。每個人都想要快樂，社會病態者也一樣。

我在二十出頭的時候，愛上了一個女孩，她叫安，有一雙美麗的眼睛和一頭柔軟的亂髮。她也是個音樂家，演奏一些少見而乏味的樂器，從沒引起任何人的注意和歡迎，但我覺得她的演奏優美極了。要是有一陣子看不見她，我就會渾身不對勁，要是幾個小時不能輕撫她的皮膚，或是週末假日聽聞不到她的呼吸，我簡直無法忍受。我覺得她是世界上第一個懂我的人，因此我也是第一次允許自己如此相信一個人。

我們是在一場音樂表演中認識的，本來她沒有注意到我，我是在和另一個紅髮音樂家胡扯，對方的演奏技巧平平，明顯有些心理問題。安並不討厭我，只是覺得我很奇怪，對我來說，她的好奇心表示她對我有興趣，否則她應該要批評我才對。我想要和她交朋友，心裡知道她喜歡直來直往，所以直言不諱提出要求，她為我著迷，回答「沒理由不和我交朋友」。

接下來有三個半星期，我們都一直在一起。當時我正處於人際關係放逐期，因為前面提過，我偷看另一個女生的日記，因此其他同學都不願意理我。我當時並不了解，我其實很孤獨，很想和別人有所往來，所以經常出現在她身邊，連她朋友都發覺，怕我是不是在騷擾她，認為我這種壞胚子一定不可能和她那種好學生在一起，更別提交朋友了。長途搭車的時候，我們會坐在一起，我把頭放在她的腿上睡覺，我覺得好安寧，彷彿長久以來的狂風暴雨、顛簸航行，終於找到停靠港口，雙腳可以踏在堅實的土地上。在這片撫慰人心的土地上，我可以看見從前我又濕又冷，也沒有人噓寒問暖，我再也不想那樣了。我無法用言語描述，與安在一起的日子，我第一次不覺得痛苦。當你置身在孤獨中，你不會感到孤獨有多麼恐怖，因為你已經被孤獨佔據，沒有空間可以認識孤獨的恐怖。

安覺得我壞掉了，需要修理，的確在許多方面，她把我修理好了。她教我學會滿足需求的其他替代方式，也學會自我控制。我和她在一起前，脾氣容易衝動。事情來了，什麼也不做，只是希望船到橋頭自然直。過馬路我不看車子，出去旅行不帶錢，我會打人，所以總是壞事臨頭了才處理。我和安在一起，看見她怎麼過生活，我明白，沒有規劃，就沒有未來。

安對我說，她會永遠愛我，我也要永遠愛她。我從沒聽過有人如此確定一件本質上如此不確定的事。我不相信她，但她看穿了我。「我說的是真的，就算你殺了我媽，我還是愛你。當然我不是叫你去殺我媽，況且你也不該做這種事。假如你真的殺了我媽，我會很生氣難過，但我還是愛你，也不會離開你。」

她的話很離譜，卻很真實。我相信了。我從沒相信過誰，但我從沒認識過像她這樣的人。她說她不希望我遮掩真正的想法，所以我大談特談我那些「毀滅別人」的論調。不必戴上面具，對我真是個新奇的經驗，但我還希望能脫掉其他束縛，因為有一部分的我想要測試她的容忍度，說不定可以證明她並不會一直愛我。於是我一個個認罪，不過她從不退縮。我已經習慣人們對我的負面反應，畢竟像偷看日記這種小事，就能定我的罪，被團體排擠。安並沒有因此認為我是怪物，就算我是，她還是依然愛我。

她還教會我，付出很簡單。我盡我可能地付出，我買靴子給她，做東西給她吃，開車送她去坐飛機，幫她搬家、搥背，我終於能體會小時候那個墨西哥小男孩送我禮物的心情，也明白為何人要養寵物。

那是一種幼稚的愛，我和她都像小孩一樣，也像小孩一樣相信。我們相信對方就是此生最愛，在某些方面認為對方是最特別的。安喜歡在人的壞裡面看見他的好，要是全世界都認為他是錯的，安就會愛他。她真心誠意地傾聽，了解我的惡意本質，讓我甚至有錯覺，以為我不是真的想要傷害她。事實上我的確想要傷害她。

有一次我們在車裡起了爭執，我忘了是什麼事，只記得她哭起來。我很氣她，但她知道我不會顯露憤怒的表情，也不會哭。我覺得她背叛了我，有個開關被關上了。我把車停在路邊，叫她下車。我記得我拉住副駕車門把手，把門打開，車外城市冷冽的風立刻灌進來。

她對我尖叫：「你有病嗎？」

我想，她應該知道這種話會傷害我。

她控訴：「你想把朋友丟在這個陌生小城嗎？」

我不明白發生了什麼事，也不了解她說的話，我只聽見她聲音裡的審判，要把我判成壞人。我本來以為她不會對我做這樣的事，不過終究她也跟其他人沒有兩樣。我當時是可以丟下她，讓她自此永遠離開我的生命，把一切感情都一併丟棄。不過，我冷冷地看見她眼淚縱橫的小臉，衣著凌亂，透漏出她的卑鄙，丟下她，太便宜她了。

「當然不會，請把門關上好嗎？」她照做了。

我看見我可以傷害她，只要她繼續愛我，我就可以繼續傷害她。不過我還看見另外一件事，我看見她像其他人一樣，這件事對我很有價值。在此之前，我視安為我的心靈慰藉，但自此以後，她只是一個凡人。既然她是凡人，表示在這個世界上，我還可以學習與更多凡人產生關係。

大學畢業，我搬到中西部和安一起住，那裡沒有什麼流行訊息。我不知為何，父母把我趕出來，可能他們覺得我對兄弟姊妹是個壞榜樣。當時我還沒有像現在這樣能夠自我控制，總是硬碰硬。因此我只好放棄音樂前途，作一些爛工作。

這個時期我遇見一個很甜的男孩，他的聲音是我從沒聽過的低八度磁性。安和我的公寓裡面有一張破沙發，灰塵和磨損使玫瑰色的布面黯沉。我和他一起坐在椅子上，他的聲音透過座墊傳到我的背上，以一種奇妙的肉感震動我。他的低沉嗓音，使我不由自主愛上他。

我對他產生的反應，就像我對音樂的反應一樣，他是一個傳導物，傳送細節和複雜度給我。他屬於勞工階級，軍人體格，金髮藍眼，在他身上可以看見美國為神和國家戰鬥，榮譽而純潔的青年戰士。他沒上過大學，沒在學校學到什麼，腦筋不太好，不懂數學、法律等我以前努力研讀的東西。有一回附近停電，我們在黑暗中一籌莫展，不記得是誰先開始，總之我們在黑暗中接吻。

我很快樂。我愛安，因為她了解我我也了解她。如果不是因為安教會我愛一個人是什麼意思，我不可能有機會愛她。我生命的唯一目標就是要讓我和他們都快樂，所以我愛他，也愛安。你可以說我不知天高地厚，有兩個對於關係沒有標籤或界線的人，可以同時滿足我的戀愛。他們兩個對我無法給予的東西，都沒有任何期待。

安現在已經結婚，有幾個小孩。我們在一起很久，曾經我倆的友誼對於互相信任是如此激烈。男孩後來離開我。我不再需要他們兩個，經過這麼長的時間，現在我很難再想起當初那種情愫，但這兩個關係卻使我獲益匪淺，讓我學到長久的關係是值得努力培養、維持的。

雖然我還沒習慣長久關係，也還沒打算要讓一段關係維持超過八個月，不過我總是有結婚的壓力，這個壓力不只來自我的家庭，也來自我的宗教戒律：結婚就像受洗禮一樣重要。我一直都明白這點，也放在待做清單中。現在我父母不太提要我結婚的事了，他們結婚的時候，母親二十，父親二十三，無法想像像我這樣快三十歲還不結婚的女人。母親生我的時候才二十六，我最小妹妹出生的時候，母親已經三十七歲。

我有幾次曾有機會走入婚姻，我曾交往過一個聰明的摩門教律師，他也是社會病態者。一個傲慢粗魯的摩門教投資銀行家。一個聰明又仁慈的非摩門教律師，不過他還在幫前妻的女兒付私立學校學費。那個美麗的亞斯伯格患者。還有我在中西部愛過的男孩，不過如今我已經想不起來那種愛的感覺。

或許我會考慮嫁給現在的男友，他的某些角度看起來有點像好萊塢明星，平頭髮型，兩側剃掉，因為他每個月要到美國國民警衛隊服役一個週末。他刮完鬍子第四天最帥。（我特別喜歡軍人，不知是否因為我愛好挑戰，還是因為他們不好好幹就會被處罰？）

我們是在教會認識。我不會像描述其他前男友一樣，用聰明來描述他。就基因而言，他沒有什麼價值，不過如今我對培育超級天才已經沒那麼有興趣了。即使我現在可以生小孩，兩、三個也就差不多，所以聰不聰明不是很重要。他屬於中產階級中的藍領族群，他現在在一九八〇年代晚期猶太裔美國人工廠的工作。所以他的手非常粗糙。我們來自不同的階級，我覺得很好，但有時候他可能會覺得很困擾。

近來我思考過，關於在戀愛關係中操弄的適當作用。我說過，人人都喜歡被誘惑。這段感情可以讓我完美演出誘惑。以棒球來比喻，就像無安打比賽，達成率很低，結果卻很棒。（我幾乎想，是不是因為我對這段關係不看好，沒有壓力，所以結果才變得這麼完美）不過無安打比賽也不是完美的，既然沒有安打，比賽過程一定很無聊。

至少現在我可能有一段希望延續的關係了，我也有興趣深入婚姻選項，所以我還要誘惑他嗎？隨著這段關係，我現在變得越來越真實，越來越能呈現真正的自我。既然關係穩定，我想我是不是可以再度恢復誘惑和操弄的生活？不過我暗自思量，假使有些人發現自己是被設計的，應該會覺得被背叛，而且我越操弄人，我對人的尊敬也就越低落。

互相了解反而能使對方更讓我高興。我不明白的是，這種關係的管理，和一般人說的，愛需要努力，是否一樣？操弄和誘惑同樣能維持好的關係，卻被認為是背叛，婚姻諮詢專家和自我幫助書籍卻教大家，要怎樣溝通才能得到理想的婚姻生活。我和外遇對象之間的關係也有點不同，他們有時可以感受得到，只是他們說不出來。最後他們終於決定，我的確有些怪異，於是最後一個個離開我。

愛總是會帶來失望。或許可以說，我總是使愛失望。你可以親吻、觸摸、承諾，你可以把所有火柴盒小汽車和閃亮鉛筆都送人，即使如此，愛依然不夠，所以到最後，再也沒辦法做些什麼才能讓別人愛你，也沒有辦法可以使愛變得更好，維持更久。不過你還是會用盡一切辦法和努力，想要維持這份關係。在我心裡和摩根訣別那一刻起，無論她再做什麼也是枉然。那個玩槍的中西部建築工人男孩，不懂得怎樣寫支票簿，他也一樣。我想過要跟他結婚生子，想要跟他並肩坐著一輩子。我對他就沒有什麼操弄的意願，因為我想要的，他都已經給我了，不需要我的脅迫。我不想凌駕他，我已經擁有足夠的力量了。我想他是愛我的。我不想傷他的心。喔好吧！我還是有想過。

註7：一九二四年美國兩位傑出富家子並不為了錢財，而是為了實驗完美謀殺的創作過程，以及精英份子可以宰制他人生命的權柄，而犯下擄人勒贖殺人案。

第 9 章

病態特質的正面力量

既然我的超級天才計畫不再可行，我依然認真看待摩門教戒律，想要在世上繁衍後代，讓地球上都是摩門教徒。我喜歡小孩。小孩都在摸索世界，對我不會有什麼要求，所以我在他們面前不需要維持成人世界的假面具，能表現得比較真實。我從來沒想過養育小孩的目的是要培育一個好人，而是可隨我的心意塑造和影響小孩。社會病態的下一代總是會出現，有些小孩一出生，遺傳基因就使他們比較沒有罪惡感、不會反省、沒有同理心，不過這樣真的很糟嗎？

社會病態青年會努力成為社會的中堅份子，就像我一樣，能夠勝任許多事，擁有良好的人際關係，我的生命很完整。但是要達成我今天的模樣，著實耗費不少心力，相信許多社會病態者都有類似的故事。我在學習如何控制衝動的時候，為了調整我的欲望，因此與家人爭執，同學視我為異類，也因此丟掉不少成功的機會。不過我很幸運，父母在扶養我的過程中，做對很多事，否則我可能會變得很糟，我很感謝，因此我很愛他們。

早期的社會病態研究學者皮沙爾特（James Prichard）第一個提出「悖德狂」（moral insanity）這個醫學名詞，沒有人生而邪惡，壞人小時候也是好孩子，只是我不斷地看見，一般人錯誤教養導致的結果。數十年來，研究學者一直認為小孩是一張白紙，近朱者赤、近墨者黑。但我們終於了解，這些特質也有可能從一出生就註定，就像我一樣。

我知道社會病態存在於我的基因中，因此經常想，不知以後我的小孩會是什麼模樣？有些懷孕婦女會夢見自己懷了一個怪物，我夢見的可能是核苷酸鏈（DNA結構之一）的無分別複製，把我的遺傳密碼延續下去，保存社會病態的基因。

我曾拜訪杜蘭大學醫學院，參觀人類胎兒和胚胎的收藏，有五十個標本放置在混濁的黃色液體中，裝在玻璃瓶裡，這種保存方式延續自十九世紀的。其中大約一半展現的是正常的懷孕過程，另一半則為異常，診斷症狀寫在一張泛黃卷曲的卡片上。例如有一個頭很大的胎兒是腦炎，另一個手掌裂開的是缺趾畸形，而沒有得到診斷症狀的，則標示「怪物」，其中有雙頭怪、四腳怪等，各式各樣的怪物。

約翰・史坦貝克（John Ernst Steinbeck）在小說《伊甸園東》（East of Eden）描述了「怪物」：

> 我相信，世界上有夫妻生出來的是怪物，有些肉眼可見的肢體殘障，有的看起來模樣恐怖，大頭小身體……。
>
> 有肢體殘障，那是否也有心理或精神殘障的怪物呢？這些怪物的臉和身體或許完美無缺，但既然扭曲的基因或畸形卵子可以長成肢體殘障的怪物，難道不會產生畸形

的靈魂嗎？

史坦貝克指的是他書裡的凱西這號社會病態者，就是所謂的怪物，他如此描述：

一些平衡輪重量和機件比例錯誤，她從一出生就跟別人不一樣……人們和她在一起會覺得不對勁，但還不至於想要躲她，為了了解究竟她為何引起如此的微妙騷動，任何人都想來靠近她、檢查她，不過一直以來情況總是如此，所以凱西不覺得奇怪。

我還記得小時候發生過同樣的情形，人們對我嫌棄表情和態度，因此不難理解父母對我的教育，是源自於我這個嬰兒怪物，想必他們已經盡力了。即使我當時還在襁褓中，相信他們心中早已交織著愛與恐懼。

小說裡的凱西從出生到進墳墓，唯一人生目標就是剝削、操控別人，巧妙地進入別人的生命，散布毒素、瘋狂、絕望。我明白她的衝動，我也曾想過要走她的路。不過如今我的心裡有一些東西，使我做了其他的選擇（我想愛是最重要的因素）。

我擔心我的遺傳傾向，所以不確定要不要生小孩，是不是有缺陷的小孩又是另外一回事，萬一生的小孩也是怪物，該怎麼辦？我害怕小孩會像我，又害怕小孩不像我，還是剛好和我相反，小孩都是移情者，我該如何愛他們、尊重他們，成為一個適任的母親？我有個姊姊愛哭傷感，一天到晚要擁抱，我看不起她，如果我的小孩也像她一樣，整天需要情緒灌注，我一定不會和小孩太親近，還會覺得很厭煩。

如果我的小孩也是社會病態者，我想我的教育一定會做得很好。我的父母對我已經盡力了，不管他們是自願還是被迫的，不過既然我們家有五個小孩，原本就有愛、金錢與時間分配的問題。所以他們也會有自己最寵愛的小孩。我們兄弟姊妹經常在週末下午無聊地閒聊，討論每個人的優缺點，還有每個人與父母之間的反應。例如父親很喜歡史考特，因為他們可以一起去衝浪，不過最愛一定是吉姆，因為他帶著吉姆滿足了飛行的欲望。我們都知道史考特為何這麼受喜愛，他一向支持父親的奇異想法，因為他根本不在乎。

我很了解我父母對孩子的偏心，那基本上是一種培育英才制度的方式，只要能掌握關鍵，我就能操控他們。於是我參加比賽，活躍競爭，想要打敗兄弟姊妹，贏得父母的喜愛。雖然我不太了解遊戲規則，但沒關係，我可以學習，可是我總會不斷遇到新的挑戰，因為我天生就不太在乎父母怎麼看我。我的母親特別喜歡具有豐富情感和音樂天份的孩子，因為她從他們身上可以看到自己，而得到自我肯定。父親則喜歡聰明的小孩，因為他認為自己很聰明，可惜我們總是會挑戰他的權威。我很喜歡和父親一起去衝浪和滑雪，他都會幫我買不錯的裝備，潛水衣、衝浪板、衝浪架、雪橇、靴子、手套、滑雪桿，還會幫我的車子加滿油。像我姊凱薩琳，連跳舞都要向別人借鞋子，還要找朋友去接送她。母親的夢想要像電視上帕氏家族（Partridge Family）一樣，全家一起唱歌出唱片，後來她的夢想又升級，變成要全家跳爵士，像馬歇爾斯家族（Marsalis Family）一樣。父親高中的時候很羨慕同學彈吉他，所以他希望我們很會彈吉他。我選擇打鼓，是因為打鼓剛好能符合兩邊的夢想，所以他們努力湊錢幫我買鼓，相對的姊姊不能上夏令營，因為沒錢，只好待在家裡。我的父母情緒和金錢供應都不算穩定，不過他們對自己的興趣倒是從來沒變過，這種單純的面向很容易預測、掌握。只要能反映出他們的興趣，就很容易予取予求。

我父母對我做過最糟的一件事，就是態度時常變換、不穩定，有時太濫情。小孩只懂有因就有果，如果我們覺得打破規則只要哭一哭就可以逍遙法外，當然不會守規矩。我就像一隻實驗室老鼠，每天都在衝撞，只為了想要測試父母的底線。

我想，社會病態者（尤其是小孩）在一個規則嚴明的世界裡會過得比較快樂，只要嚴格執行規則，小孩就會自然接受，就像我一樣。簡單明瞭的因果原則，賞罰分明，年幼的社會病態者會漸漸掌握到，生命是一場有趣的拼圖遊戲，只要審慎計畫和執行，先輕鬆地立於不敗之地，他們就會堅守你所設置的遊戲架構。因此想見為何無恥商人會如此捍衛資本主義制度。

我最喜歡的老師，在班級裡運用一套完整的精英制度。有一次，原本六年級的初級代數老師被換掉，這個老師很受歡迎，但他總是在討學生歡心，我不喜歡他。新來的女老師一開始得不到全班的信任。初級代數是我們年級最難的課，我們的學校在好學區，學生都很聰明，結果聰明的學生（包括我）都抱怨老師教得太慢。她想了一個很有創意的解決辦法：每堂代數課一開始，她就先進行五分鐘測驗，得高分的就可以到教室外面作自己的功課，不必聽講。所以每天上課前我總是提早到幾分鐘預習，考試總是拿高分；要不是計算錯誤，離學期結束只剩八十天，我原本可以全部不必聽講的。區區幾次坐在教室裡聽講，已經讓我坐立難安，但是我明白老師的規則，一視同仁，沒有例外。考試就像比賽，我喜歡比賽，因為我可以拼過同學。有時比賽會輸，表示比賽並不簡單，具有挑戰性，因此我反而會更集中注意力，更專心比賽，努力學習。

但如果這個系統很鬆散，時而處罰，時而獎勵，我可能一點都不想配合這個系統，乾脆動腦筋想不勞而獲的方法還比較有趣。對年幼的社會病態者來說，父母前後態度不一致是最糟糕的，他們會認為父母作弊，結果他們會反過來欺騙所有人（尤其是父母）。由於我的父母設立了清楚的獎勵系統，讓我可以發揮社會病態的特質，得到正面的回饋，無須依賴軟弱無形的同理心和感情。

如果我養育小孩，我會很自然依循父母的自我投射方式，特別寵愛反映我興趣的小孩。不過至少這種方法是實在的，也可以預期的，更何況還能反映真實世界的模樣。

我覺得，小孩在鬧脾氣的時候，大人不帶情緒的反應，其實對小孩比較好，因此我缺乏情緒的表現，對小孩來說反而是穩定而有道理的。而且小孩也會自覺，明白自己也有無法控制的情緒（我認為大部分小孩開始體驗到別人的情緒以後，很快就會明白這件事）。因此冷靜面對情緒是好的。

前陣子小姪女在教堂裡面鬧了一陣脾氣，我帶她到外面。我知道她只是累了（由於家族節慶聚會，家裡所有小孩都睡在同一間房間），可能是因為活動太多，人聲嘈雜，再加上她的小妹妹才剛出生。我只是等她停止哭泣，什麼也沒問，後來她坐到路邊玩螞蟻，等她玩夠了，說要回教堂。我任憑她的指揮，讓她覺得我們感情堅貞，沒有因為她鬧脾氣而影響。最後我們回到教堂裡面，坐在長椅上，她要我幫她抓抓背。原本整個週末她都對我不理不睬，經過這件事，她突然要我和她一起去上主日學（我說椅子太小，我坐不下）。

我發現小孩會知道自己是情緒的奴隸，然後覺得不好意思，就像十二歲男孩對自己勃起會不好意思一樣。小孩不太能控制情緒，因此不喜歡別人太注意他們。男孩不想被發現勃起，小孩也不喜歡鬧完脾氣被取笑。或許只有我們家族的小孩習慣這種方式，無論如何，從姪女、外甥等等對我的敬愛，可以證明以後我不會是可憐小孩的怪獸家長。

或許我生的小孩，應該會是社會病態者，由於我擁有成功經驗，我相信，面對和我一樣，不會反省也沒有感情的小孩，他們也該像其他小孩一樣，得到長大茁壯的機會，因此我要提供正確的架構和機會，讓他們學習怎樣成功。史坦貝克在小說裡將凱西描述為一個社會病態者，他的解釋為：「殘障者會利用自己的殘障，凱西也一樣，在自己的世界中製造痛苦與混亂。」我知道，若我的小孩是社會病態者，一定能化弱點為力量。我只希望在我的正確指導下，我的孩子能好好利用他們的力量，為親朋好友和這個世界來奉獻，而不要用來製造痛苦與混亂。

我最大的擔憂並不是小孩會如何去對待世界，而是擔憂這世界會如何對待我的小孩。是否會遭受剔除或排擠？如果他們因社會病態而被視為無用之人，不為世人接受，甚至被指為邪惡的化身，我將憎恨這世界。

導致社會病態的原因，無法解釋清楚。就算知道童年早期的化學作用造成這種心理傾向的最微妙變化，又將如何？這些化學的初始作用，又如何日趨成熟，最終形成社會病態？基因學家、神經學家、心理學家、犯罪學家，共同將各領域的片段研究和觀察連結起來，編織成一幅複雜的人類經驗肖像畫。

心理學家經常將社會病態判別為「冷酷無情」（Callous-Unemotional, CU），因此不願太早將兒童診斷為社會病態或心理病態，以免因為標籤效應，造成兒童和家人的困擾。然而兒童社會病態的特徵，與大人相同，都是明顯缺乏關愛、同理心和反省。這種「冷酷無情」的兒童，對於教育一般兒童的負面處罰方式，沒有什麼反應。紐奧良大學心理學家保羅．弗里克（Paul Frick）表示：「他們不在乎別人生氣，也不在乎自己是否傷害別人的感情，他們寧願不要殘酷對待別人，獲取想要的事物，但他們最後經常會選擇最有利益的方式。」

這完全符合我的成長經驗。經過一次又一次的學習，我發現，只要我學會去符合別人的欲望，就能得到更多。小時候在公園遊樂場，我知道和其他小孩主動分享玩具，我才能玩得更久。後來到高中，展示我比別人更聰明優越，還不如融入團體，更受同學喜愛。在職場，與其給老闆挖洞，不如支持老闆，我更容易晉升。一個讀者這樣說：

我在一家大公司待超過三十年，我懂得，無論你升得多高，總有人在你上面，除非你對老闆或公司有價值，否則無法得到晉升。因此，如果社會病態者總是製造混滅混亂，你覺得高層還會提拔他們嗎？對別人有益，自己才會受益，這個平凡道理連我都知道。

社會病態者容易受衝動影響，但他們的決定受獎賞結構、實際代價和機會代價，影響更加巨大，然而有一些狀況，例如道德標準，我的確不在乎。

據我推測，這種感覺應與大腦結構有關。社會病態者的腦部電腦影像，顯示在腦部同理心和社會價值作用的部分，及在道德判斷方面的活躍程度，範圍和密度和一般人都有明顯不同。增強正面與降低負面的結果，會使這些區域產生不同的影響。對於「冷酷無情」兒童來說，負面回饋如：家長生氣、老師責備、朋友喊痛等，都不會使他們產生正常腦部應有的反應。

對於別人的負面情緒沒有反應，這一點有時會引起別人的注意，很有趣。研究人員做過一個視覺測驗，來了解一群「冷酷無情」男孩的無意識情緒處理過程。他們將一組人臉表情快速閃示給這些男孩看，有：恐懼、快樂、厭惡和中性的表情等等，來測量男孩們對於這些表情的情緒，在無意識上的認知情形。與一般小孩相比，這些「冷酷無情」男孩，比較不能快速辨識恐懼、厭惡，也就是他們對於負面暗示或威脅無法自動反應，顯示他們缺乏一般人具有的基礎社交能力，而影響情緒和情感的發展。

最近有一個令人驚訝的研究結果，顯示具有某些基因變異的兒童，再加上不良的教養，會影響腦部的血清素，更可能會具有「冷酷無情」特質。相反地，具有使高量血清素的變異基因的兒童，很少具有社會病態者的特質。研究主持人指出，雖然社會病態者一般被視為異常，但在某些情況下，這些特質是有益的。「例如他們比較不容易焦慮，因此憂鬱症傾向很低。」在危險或不穩定的環境下，這種特質尤其有益。因此，兒童在不良環境中發展社會病態特質，可能是一種防禦機制，來對抗一個混亂、無法預測的世界。

但這些兒童並非註定要進監獄，或是與世隔絕。精神科醫師李羅賓斯（Lee Robins）率領一組研究員，調查社會病態的根源，追蹤行為異常兒童至成人的發展，她發現了兩個重要事實。第一，符合社會病態性格的成人，小時候就極端反社會。第二，約有百分之五十反社會兒童，長大卻成為一般正常人。換句話說，社會病態者的童年時期都是反社會的，但反社會的兒童，長大並不會都變成社會病態者。因此我不禁疑惑，這些反社會兒童長大以後，變成成功的社會病態者以後，他們就歸屬於「一般正常人」嗎？為什麼同樣都屬於反社會兒童，最終卻會走上不同的道路？

一般人一致性認為社會病態是一種無法根治的症狀，但是證據數量證實腦部比我們想像中有更多彈性，研究人員開始提議年輕的社會病態可能容易被早期干預所影響。或許兒童可以接受訓練，去發展退化的同理心感覺，或學習對周圍人們的情緒和情感，有適當的反應。

社會病態者都知道，人類天生就自私好鬥，在生理上具有基本的同理心，即使小孩在家裡遭受虐待，或家庭混亂，在學校作亂，這樣的小孩也具有移情作用。加拿大一所機構將母親和嬰兒帶入學校教室，幫助學生學習照顧嬰兒的基本技巧。學生們想像嬰兒的感覺，練習「角色取替」（perspective taking，以對方的感官知覺分辨自己所見、所感的能力）。他們看見趴著的嬰兒不太能夠挺起頭，於是他們也嘗試趴在地上，假裝頭抬不起來。「角色取替」是移情作用的認知維度，很多學齡兒童都不熟悉，也不是天生具有。一位發展心理學家，證明此計畫的成功：「孩子變得更具有移情能力，更能了解他人嗎？或是彼此相處變得更和善，不再逞強好鬥？答案絕對是肯定的。」保羅・弗里克（Paul Frick）對社會病態兒童表示：「你可以教導兒童去認知自己行為的影響。」雖然基因已經寫在我們的細胞裡，但人類心理具有高度的可塑性，很容易受到經驗左右。

我也一樣容易受到影響。我明白基因是我思考和看待世界的建構源頭，但我必須負有控制的責任。我每日都在變化，決定感受和不為所動，如此持續形塑大腦，建立和打破習慣，進而以某種方式或避免以某種方式思考和行動。

我的所作所為都會產生影響，結果有好有壞。小時候我不懂這些，還好我很幸運，在一個宗教家庭長大，受到良好照顧。父母不准我們發誓或詛咒，也不准看輔導級以上的影片，更別提暴力色情片。父親脾氣雖然大，但他不喝酒，不吸毒，總是循規蹈矩。我的親朋好友都是保守的重生基督徒，高中只有少數同學有性經驗，而且沒人知道是誰。

透過經驗的學習，正常基因的人也會對殺人無感，有社會病態基因的人卻能發現他人需要幫助。我不能說自己是不使用暴力的人。我特別喜愛音樂。我學會安靜傾聽弦外之音，因此我能領悟靈性；我懂得利用禱告和其他宗教儀式，進行自我投射。我在家中排行中間，懂得協調別人的需求。雖然我的心智天生對別人的需要沒有感受和反應，但經過父母、教會領袖、老師等的教化，就像前面那些學嬰兒趴著看世界的小學生一樣，我經常被迫進行類似的「角色取替」，透過多次為他人服務，漸漸發生改變。

前陣子我看見有一個則新聞，摩門教少女把一個另一個小女孩騙出去玩，把她掐昏，再拿刀子割斷她的喉嚨，看血流光。少女把小女孩草草掩埋以後，回家趕緊把這段興奮的經驗寫在日記裡，還寫著她等會兒要趕緊上教堂。在審判庭上，被告律師懇請陪審團考慮少女從小被父母拋棄，受到虐待。

相較之下，我並不暴力，至少我只是幻想過要割斷別人的喉嚨。不過如果我是在沒有愛的家庭中長大，經常被虐待，是否有一天會真犯下滔天大罪？無論是社會病態者或移情者，犯下如此重罪的人，其實心智並不見得有問題，但他們卻不在乎自己有什麼損失。如果我自己也沒有愛的對象，人生沒有什麼目標，或許我也會像那個十六歲少女一樣，戴著手銬、穿上囚服，成為少年監獄的一員。

加州大學爾灣校區詹姆斯．法倫（James Fallon）教授是神經科學家，他近期提出一個後天教養的著名案例。法倫教授的專長是行為的生物學根源，是殺人犯腦部斷層掃描的鑑定專家，並研究家庭的功能。有一天，他母親告訴他，惡名昭彰的弒父殺人犯莉琪（Lizzie Borden）是他們遠親，法倫教授進一步調查發現，自己家族譜中竟有十六個殺人犯，他自嘲自己繼承了「殺人血統」。

他繼續追蹤，調查家族成員的腦部斷層圖，尋找社會病態的可能性，結果發現其他親屬都很正常，不過他自己的腦部斷層卻呈現殺人犯特徵，顯示他的基因先天是衝動、暴力的，遊走危險邊緣。他向家人坦白，卻沒人訝異。他兒子說：「我總懷疑有什麼不對勁，現在終於得到合理解釋，一個殺人犯的所有特質，父親基本上都有。」他的妻子接著說：「其實我並不驚訝……他有些部分特別冷淡。」法倫自己承認說：「我自己有些特質或症狀……是心理病態。」他舉例自己有一次抱怨去參加某個姨媽的葬禮，「我知道自己有問題，但我不在乎。」為何沒有變成殺人犯？他說：「我有一個非常快樂的童年。」父母寵愛他，一家和樂。

像我一樣天生具有社會病態基因的怪物兒童，在不同的影響下，依然可以選擇各種不同的人生道路。美國埃默里大學心理學家派翠夏・布萊能（Patricia Brennan）說：「腦部研究者告訴我們，神經發生可出現在成人以後。生物學不是人類的命運，在兒童成長的道路上，有各種干預和調整的機會。」我們與其束手等待社會病態者犯下暴力犯罪世界，變成法律上的負擔，不如早期發現孩子的反社會傾向，還來得及以關愛或焦點解決治療（targeted therapy，以積極、行動為主的心理治療），來教化、導引他們往正途前進，不至於長大變成罪犯。

我的父母不像法倫教授的那般寵愛我，但我相信他們以正面方式教導我學會控制自己的社會病態特質，但他們的教養方式，同樣也引發了我的一部分社會病態特質。父親多愁善感，母親矛盾的關懷，造成我認為愛是不可靠的。雖然我沒有童年創傷，也沒有被虐待，但我的行為也呈現一部分他們個性上的問題。

過去幾十年來，經精神科學家鑑定，有數十組基因變異，可刺激一個人的弱點，加上嚴重的心理或童年創傷、高壓生活，會導致激烈情緒變化或人格異常，如憂鬱症、焦慮、膽大妄為、社會病態等。透過複雜的「基因與環境互動」，你的「壞基因」會導致許多問題，生活壓力則是壓垮駱駝的最後一根稻草。近來出現一個假說，這些「壞基因」並非只是傾向，在不良環境的配合之下，這些基因會造成個人問題，在良好情況下，同樣的基因卻能產生輔助效果。美國《亞特蘭報》科普作家大衛．杜布斯（David Dobbs）描述這些理論是「在遺傳和人類行為方面，完全的嶄新路線。冒險變成機會，弱點是可塑的、可起作用的，這是一種偉大而具有傳播性的概念。基因變異一般會被視為不幸……如今改頭換面，高風險卻成為演化中高度獲益的可能……然而不良環境與教養……（具有這些基因的）兒童長大可能會有憂鬱症、會吸毒，甚至關監獄。在良好環境與教養之下，這些兒童長大會變成最有創意的成功社會人士。」

這個理論符合我對自己成長過程的觀察，也符合我知道的成功社會病態者，以及部落格讀者的經歷。我們的基因與童年生活，或許會造成社會病態，但這並不是我們受到詛咒的命運枷鎖。在良好的照顧下，像我一樣的兒童，即使他們永遠也無法像別人一樣具有同理心，也可以學習做偉大的事：

> 我不是世界領袖，不過我在五百大企業中具有一席專業地位，收入不錯，不必混監獄，因此你可以說我是個成功社會病態者。我像別人一樣，懂得從錯誤中汲取教訓，我沒辦法學會同理心，不過我懂得守規則，也知道違法會受到不幸的處罰。只要守規則會帶來利益，當然我會無條件遵守。畢竟破壞規則造成的後果我不喜歡，既然如此，我就不會那樣做。這不是同理心，只是簡單明瞭的因果邏輯。

真理越辯越明，社會病態者在社會上也會出頭天。慕琳斯博士（Dr. Stephanie Mullins-Sweatt）研究成功的社會病態者，證實了這一點，即使如「良知」一般單純的特質，也能造就成功的社會病態者與犯罪的社會病態者。

我相信透過童年早期干預，社會病態特質是可控制的，甚至可以改變。目前心理學界並不採納這個想法，但已漸漸得到注意。我相信，既然有成功者存在，可證明社會病態的可塑性確實為真。雖然社會病態與過度同理心兩者受影響的方式不同，但社會病態者同樣容易受到外界影響，甚至還更敏感。耶路撒冷希伯來大學心理學家克那芙（Ariel Knafo）研究學步兒的分享意願。研究人員與幼兒互動一小時，到點心時間，研究人員拿出兩袋以色列很受歡迎的花生醬口味零食Bamba，一人一袋，幼兒拿到正常的份量二十四塊，研究人員拿到的只有三塊，於是大聲說：「我只有三塊！」有些幼兒會主動分享自己的零食。有趣的是，願意分享的幼兒，他們的基因變異與兒童反社會行為有高度關聯。兒童發展領導學者貝爾斯基博士（Dr. Jay Belsky）解釋：「這些基因變異不是風險，而是對經驗的敏感感受。如果小時候一切順利，產生正確的反應，這些基因不是弱點，反而會幫助你變得更強壯、快樂。」養育具有社會病態基因傾向的孩子，這個可能性是值得考慮的。

由於我認為自己未來可能會生育社會病態小孩，關於如何養育他們，最理想的狀況是，孩子既要與社會病態的父母或某成人相處，也要同時與移情者相處。對於社會病態者來說，藉由過度同理心者的典範，可以讓他們學習尊重大部分人們的想法。而小說人物——社會病態者凱西，她對別人心盲的起源，史坦貝克描述為：

世上所有人都有欲望和衝動、引發情緒、孤獨的自私、潛在欲望，大多數人不是藏在心裡，就是私下秘密進行。凱西不僅明白人都有這些衝動，還能利用別人的衝動來獲益。

除此之外，她不相信人類還有其他面相，她在這方面具有超自然的感應力，然而其他方面卻是心盲。

史坦貝克讓我迅速了解，凱西為何不能尊重他人的內心世界，讓自己有機會去檢查自己的反社會行為，因此這段描述對我來說尤其尖銳。凱西看到的都是人們的脆弱，這些遮掩躲藏的，只有私下才會承認和沉溺的弱點，使凱西下了結論，認為世界上的人都是偽君子。她不尊重這些人，不考慮他們的需要，只為自己打算，主要是因為她看不見同理心有何值得崇敬，「對怪物來說，正常人才是怪物。」

因此我認為，社會病態兒童，必須固定地與關愛的移情者模範相處，為了要了解，移情者不是只有最基本的欲望。我的朋友安，就是一個好模範，十幾年來我不斷反抗，是她讓我看見，過度同理心者和我一樣都是人，只是脾氣不一樣。我認清這個基本事實後，終於能相信移情者所謂的「愛」與「善良」，而不是他們的集體幻覺。

我想，社會病態兒童，就像從嬰兒身上學習同理心的那些學童一樣，應該能夠明白，有些人和自己不一樣，或者說，每個人都不一樣。我想，大部分社會病態兒童長大以後會先想，其他人也和自己很像，只是沒我那麼聰明或有技術。接著，他們會覺得自己完全孤立，和別人都不一樣。社會病態兒童長大後，除了知道自己和別人不一樣，更重要的是，其他人也跟別人不一樣，我想他們就能學會尊重每個人的差異，因而能夠發展自己對一般人需求的獨特敏感度。

社會病態兒童應該要有一個社會病態成人模範，協助兒童了解自己並不孤單，也不是怪物，「只是不一樣」。這個模範可以協助導引孩子的一部分衝動，轉為符合社交活動的正面力量。兒童都有正當的需要和需求，因此這個模範也可以協助他們發掘自己的特殊需求，不必施以道德嫌惡。根據精神科醫師黎頓（Liane Leedom）所著《有其父必有其子》（Just Like His Father）表示，一定要將社會病態兒童的需求視為正常的，並且轉移注意力，取得替代品，將他們的需求約束在社會可接受的範圍內，讓孩子學會「以積極建設而非消極破壞」來達成需求。雖然社會病態沒有解藥，但這可能就是最好的辦法。

畢竟，沒有人知道怎樣養育小孩才是最好的。《紐約時報雜誌》有一篇安得魯・所羅門（Andrew Solomon）所寫的文章〈如何養育奇才？〉（How Do You Raise a Prodigy?），作者所謂的「奇才」，指的是造成父母教養困境的「違反自然法則怪物」、「像缺陷一樣令人困惑、有害」。父母會擔心沒有好好培養孩子的天賦，或反而揠苗助長。如果孩子被貼上特殊標籤，父母會更焦慮。

我認為我的父母已經盡力為我的教養取得平衡。以前我恨過他們，但我還是愛他們更多，就像我們愛家一樣。近來我讀到鋼琴大師朗朗的訪談記，他小時候也是一個奇才，在父親的嚴苛要求下長大：「父親如此嚴厲要求我，若是我沒成功，人們就會說他是虐待兒童，而我可能會心靈受創，一蹶不起。即使他不那麼嚴格，我也不見得不會像如今這樣成功。想要成為音樂家，不必做盡犧牲。不過，我們兩個都有同樣的目的。因此，既然壓力最後幫助我成為世界級音樂明星，我也自得其樂，所以我的結論是，我的童年很美好。」

我希望，社會病態兒童可以學會發揮天賦，找到一個可保持的好方法，快樂地達成個人目標，領會世界的無限可能。社會病態者不必與世隔絕，我就是一個例子。我認為這與我父母有最大關係，即使他們的教養方法有些嚴酷，他們有些個性也對我造成傷害，但他們使我覺得，世界上有我的一席之地，這就是對我最大的意義。

假使人人對待社會病態兒童的態度，是把他們當成奇才，而不是怪物，他們便可將獨特天賦用來做有益社會的活動，被社會接納，得到獎賞，而不是變成反社會的寄生蟲。如果他們覺得自己在世界上有一席之地，他們會變得像一個奇才小孩說的：「起初我覺得很孤單，漸漸接受我和別人真的不一樣，不過大家還是好朋友。」或許我們經過審慎裁定，發覺不需要用訓練或愛，把社會病態者變成普通人，因為社會病態是有趣的，使世界擺脫單一性，成為多采多姿的多樣性世界。

後記

部落格讀者寫信給我：

你好。

我想我大概是一個社會病態者，不過不太確定。我沒有什麼所謂分辨對錯的良知，無論是非道德我都無動於衷，除非是和我相關。但是我所有的反應，包括表情和情緒反應，都是精打細算的最佳演出。

我知道自己不是世界上最聰明的人，但自信也相去不遠。即便如此，我的心和靈魂依舊深信，自己就是那個世界上最聰明的人。

人盡其才是我的態度，我利用人很小心，不會傷害他們。不過我不知道自己是不想，還是我在告訴自己，我可不是在操縱他們。一般來說，我不會說謊，除非是為了遮掩感情。

但我做事的目的不是去傷害別人，事實上，目的剛好相反，我是為了不傷害別人而做。我的一生可以說幾乎都是在演戲，演到我也搞不清楚自己是誰了。不過我敢肯定自己絕不平凡，但也絕不至於像社會病態的負面模式一樣，做盡惡事。聽起來如何？這樣問是因為，我可以讓這個世界對我有意義，但卻無法使人生對自己有意義。這是我唯一看不透的。我可以承認自己的所作所為，以及有所不為，還有興趣和喜好等等，但想要組織一個關於自我的觀點，就是像走在一個自欺欺人和無目的漫遊的意念地雷區。

我經常遇見這種問題。很多所謂社會病態讀者，來我的部落格，都只是為了自我診斷。雖然得到心理組織團體的正式標籤，斷定為社會病態人格，並沒有什麼好處，但我認為，許多人的自我認知，僅是想要把標籤貼在自己身上。所以通常我會這樣回答：

聽起來我覺得你是社會病態者，不過別灰心，只要你繼續了解自己的情形，你就會覺得這個世界越來越正常。

自欺是典型的否認症狀。否認自己的社會病態面相，會扭曲你對別人的看法，減損你的判斷力。重要的是，你明白自己和別人不一樣，這樣可以幫你不去傷害別人。例如，多數人都會以為別人和自己一樣，於是把自己的感覺投射在別人身上，「我自己不會因為批評而覺得被冒犯，想必別人也是這樣。」這是錯誤的想法。你的所思所感，和其他人都沒有關係。事實上，為了幫助你的認知，最好要避免建立標準化的判斷，以免自欺欺人、製造偏見，反而使你迷失。

我知道你是特別的，你很聰明，而且你更厲害的是，你比一般人想得多，你的成功在於利用能力中的聰明才智，來跳出框架。這對你是輕鬆小菜，因為你從不受框架所侷限，甚至從來不知有框架的存在，因為完全不同的經驗，使你視野遼闊，別人的盲點正是你的優點。

你尋求問題的答案，你尋求邏輯和結構。你可能看見別人的行為來自同理心，這是你所不能理解的。但對社會病態者而言，最複雜和困難的就是要去了解他人行為的原因，但隨著尋求答案的過程，你也會學到關於自己的很多事。你還會學到，我們可以操縱別人，並不表示我們一定要選擇去操縱別人。我們可以剝削，並不表示我們會選擇去剝削。有時你會發現可供剝削的弱點，於是你剝削；有時你會發現社會的缺失，但你會補綴。社會病態有如此兩種變異，個人先天的喜好，以及後天的教養，還有生活目標，在在都會影響我們所作所為的選擇。使你變成社會病態者，不是你選擇去做某些事，而是比起一般精神狀態的人（neurotypical），你具有完全不同的選擇模式。

加註：社會病態對社會很重要，因為我們是原創發想者。我喜歡原創性，我對人類最崇敬的可能就是這一點。荷蘭藝術家、雕塑家、仿生工程師——泰奧．揚森（Theo Jansen）在海灘的仿生獸創作，龐大的塑膠管雕塑，在荷蘭的海邊爬行移動。關於帶給社會利益的原創發想者，泰奧．揚森曾經說過這樣的話：

我的人生道路，不像一般工程師那般順遂，並不是從A點到B點，我的道路崎嶇，受到目標和材料的限制。一位真正的工程師，很可能用完全不同於我的方法來解決問題，他們或許會做鋁合金機器人，有馬達和電磁感應器等等，但解決方案都大同小異。我們的所思所想，都是來自別人所創的原理。但演化告訴我們，真正的思考，是來自於機會。

社會病態者的心智與一般人大不同。我們的腦部的杏仁核較小（情緒中心），前額葉皮質（決策中樞）與杏仁核的連結較差，好像腦袋裡有很多坑洞。連結大腦左右半球的胼胝體較長而薄。這些都代表，社會病態者的思想和決策比較不受情緒和情感的影響，左右兩半腦之間的神經聯繫作用也較一般人為快。換句話說，這樣的大腦結構，導致我們天生處理訊息的情形就與一般人不同。至於每個社會病態者的表現，則受到各因素影響而略有不同，我遇過個性是樂觀的社會病態兒童，也遇過處處提防他人、心胸狹窄的掠奪者。對於我們的冷眼面對世界，有一些新的解釋。我們住在一個世界，在這個世界裡，「我們的所思所想，都來自別人的理論」，因此與旁人完全不同的原創者，是難能可貴的。

我喜歡自己，我喜歡自己的有條有理，冷酷無情，有效率，無論任何情況都能受益。我有朋友，重視家庭，是個好同事。然而我還是不免經常想，我的生命裡是否少了些什麼？是愛嗎？了解人類嗎？是親密情感嗎？我的經驗是圓滿的嗎？還是就正常人的正統經驗來說，我所經驗的只是相近的影子？假使我是有選擇的，我選對了嗎？

另一種選擇又是什麼呢？我隨便選了「過度同理心」（empath）作為社會病態的對比，這並不表示，如果你不是社會病態者，你就是過度同理心者。有些人建議我用「正常人」這個詞，不過我覺得意義更不明。在所有人口中，所謂的「正常人」事實上只是少數，不到百分之五十。有時我想，人們說，社會病態佔人口約百分之一到四，這好像在說其他百分之九十六都是正常人，表示大部分人都與社會病態者相反。或許大家都相信，社會病態者沒什麼同理心，所以大部分人都很有同理心囉？或許大家都相信，社會病態者沒有罪惡感，所以大部分人都超有羞恥心嗎？或許大家都相信，社會病態會一天到晚犯罪，所以大部分人從來都沒犯罪？

真相是，很多人都很爛。很爛的人不一定是社會病態者，社會病態者卻不見得都很爛。我最早開始寫社會病態的部落格，是希望藉由這個部落格，讓大家了解社會病態者也是一般人，只是有點不一樣。對我來說，當時最大的困難就是要把我們的力量以正面的方式呈現，表示我們並不像一般人所想得那麼壞。近來我一直在想，問題重點不在於我要如何使「正常人」相信，我們比他們所想像的還要好，而是要讓他們看清楚，所謂的「正常人」事實上比一般人所以為的還要爛。有時候大家都會以為自己就是那少數的「正常人」，渾然不覺其實自己根本早已脫軌。

有些人會爭論「正常人」事實上根本就是少數，他們說：「心理學界怎麼可以給我們貼標籤、下診斷？」是嗎？如果大多數人都有一個相對應的心理學標籤，會如何？世界上有一半的人，在心智與情感作用方面，豈不很可能也有相同的情形？

隨意依自己的想法，來定義所謂的正常，這是很方便的，不必理會自己是否如所想的一般具有同理心。或許，你的良知也不像你所想的具有一定份量。甚至，你會比你所希望的更沒有能力，或者更具有能力。我想人類可能有如光譜排列，大部分人都擠在中間，極端的很少。有些人不屑地表示，自認為是社會病態的人，只是因為不甘平凡，加油添醋，因此緊抓著變態的標籤不放，好像是庇護所一樣。不過，我認為自認社會病態的人，是否比一般人更加誠實面對自己？「那不是社會病態，大家都那樣。」這句話可能為真，但是一個特殊的行為，可能既是社會病態，又是一般大多數人會做的正常狀態嗎？而且，你平常也會做和社會病態同樣的事嗎？所以，正常的究竟是你，還是我呢？

我無意指鹿為馬，硬要說社會病態是正常的，當然也不可能認為社會病態比正常更好。社會病態不是超人競賽，也不是站出來為膽小的人民服務；或許偶而為之，但並非常態。別誤會，我很喜歡看正義使者電影，不過我支持的是壞人那隊，將破壞者標誌為犯罪者或革命家，是社會大眾，不是破壞者自己。破壞者不需要道德判斷來告訴自己的暴力計畫有多麼偉大。我對反派角色的愛好並不孤單，我在此找到了自由。

或許這就是為何社會對於社會病態可以編織出那麼多幻想。電影《沉默的羔羊》（The Silence of the Lambs）裡，漢尼拔在牢裡還能讓警探克拉麗斯神經緊張。《天才雷普利》（The Tdlented Mr. Ripley）詐騙犯雷普利愛上富家子迪克，卻殺死迪克。《美國殺人魔》（American Psycho）主角 Patrick Bateman 在紐約過著沾滿血腥的雅痞生活，分不清現實和幻想。無論同理心、罪惡感還是恐懼，這些電影人物都是活脫脫人類貪婪欲望和破壞力失控的現形。其中年代最久遠的壞人代表，當屬吸血鬼德古拉，他的形象更不受拘束，可以瞬間消失在一陣煙霧中。在歷史上，社會病態的醫學診斷就是，令大眾厭棄特質的大集合，專門蒐集各式各樣討厭的反社會行為。神秘的歌德式吸血鬼總是在夜晚出現，是屬於超自然領域，然而，社會病態者雖然天天出現在我們生活中，卻令人難以捉模。

我的故事並不神秘，不知道有沒有令你失望，原來我沒有偷偷殘殺小動物（除了第1章講到的小負鼠），至少我不太記得。這本書最致命的傷害在於，原來作者沒有犯罪紀錄，也沒有令人震撼的社會病態行為，簡直是無可饒恕。部落格開張以來，我遇過形形色色的人，有些有社會病態，有些有心理病態；有些是連續謀殺犯罪型人格，有些則是纖細軟弱的青少年，不知該如何處理棘手的移情者和人際關係。除了這些所謂和大多數人不同的異質性，我想，社會病態和一般人之間，還有許多明顯的不同點。

想要探討我為什麼而做某些事，對我來說是沒有問題的，但至於我為何無藥可救，則沒有什麼緣由。對於宣判敗德的道德系統，我只能提供自己的想法，認為那是錯誤的系統，而這些系統對於從沒有勇氣質疑所謂「道德感」的人來說，要認清錯誤是緩慢且困難的。法庭心理學家凱倫．富蘭克林（Karen Franklin）在美國國家公共廣播電台的訪談中表示，她質疑一般人對心理病態的顯性概念：

> 強調所謂本質上的邪惡，心理病態（的診斷）使社會問題變得邊緣化，造成病人康復過程以制度的失敗作為藉口。我們不需要了解罪犯人生的困難或環境的影響，也不需要幫助罪犯走向贖罪之路。認為心理病態是無可救藥的，把自己置身事外，這樣是危險的，所以一定要加以控制或驅逐。這種劃地自限的說法，使得心理病態受到單一性的侷限。

社會病態者不是如大眾所想的那樣簡單，也不是邪惡的同義字。如果有人說我們是無可救藥，你不應該質疑，社會病態者應該不能如大家所說的那樣，必須要在他們腦袋裡植入微晶片，圈禁起來安置在收容所裡，或是一起裝在一條船上流放到遙遠的海島上。在歷史上，人類曾經做過許多傲慢殘忍的行動，但都不是社會病態者所做。

我記得以前念法學院的時候，有一次做一份研究報告，讀了一份古老的法條，認為同性戀是有罪的。其中有一些法條在如今的民主國家依然有效力，例如美國賓州有賣淫罪，特別囊括「同性及其他脫離常規之性關係」（簡直在說我）。所謂「脫離常規」的性關係，是指什麼？字典定義為：「明顯與一般或大眾接受的標準不同」。有趣的是，前陣子我讀到一篇法學院的舊判例，其中就提到兩個所謂的除外同性戀犯罪：一個是在監獄的同性性關係，另一個是在軍隊中的。既然就人類歷史而言，這兩者算是除外的「脫離常規」，那麼在與女性隔絕的情況下，男性之間的調情算不算是「脫離常規」呢？

相似的雙重標準，也發生在社會病態者的行為上。社會病態者原有暴力傾向，但充滿同情心的過度同理心者也會施行暴力，但是在陪審團面前，過度同理心者的「痛哭懺悔」卻容易得到原諒。是因為這些過度同理心者的行為，使陪審團員聯想到自己也曾經犯過的錯誤，並且悔恨不已，指天發誓自己再也不要犯相同的錯誤。對大多數人來說，承認錯誤然後繼續做同樣的事，是一件難以接受的事。不過就我來說，所謂的「正常人」特別會指責別人的行為，這是一種很特殊的虛偽行為，如果四下無人，這些「正常人」的表現並不令人驚訝。近來有一個實驗指出，法官宣判暴力或犯罪的社會病態者，如果他們提出遺傳上的證據，法官會輕判。法官跟你和一般人所想的一樣，認為社會病態者是受到遺傳基因的影響，所以對他們的犯罪特別容易寬恕。然而，整體來說，人們對社會病態者還是具有獵女巫的想法，就像認為同性戀是有罪的一樣，對於診斷為「社會病態」的人，會有不平等待遇。

因此社會不斷地探討什麼是「正常」，有沒有救，總有一天，你也會被定義為屬於某個不正常的族群。從外表看來，我跟你並無二致，因為你我根本就沒有什麼差別；既然我可以被民主社會邊緣化，你也可以。等你也跟我一樣，變成社會的犧牲品，你想，誰會引領社會革命？正就是像我這樣的人。

我喜歡寫部落格，一部份是因為可以和像我一樣的人交朋友，我們可以交換深度的細節。我在這本書裡精密地剖析自己，如此一來，當同為社會病態的讀者在閱讀這本書的時候，可以從我的故事中很快辨認自己。我想要培養大家的團結心，把相同狀況的人集結起來，讓大家能夠互相學習。因此我寫這本書是經過計算的結果，目的在於達成某種效應。不過由於寫書沒有具體的對象，所以不容易知道我究竟有沒有引發效應，比是在錄音室演奏音樂，或是現場有觀眾的情形下演奏，這兩種情形是不同的。我無法判斷本書會對讀者造成的影響，我一向很難分辨人的反應；我在部落格上也有同樣的情形，人們認為寫得很棒，我卻覺得是賣弄，人們覺得很差的，我認為是高見。這就是我在操縱方面的弱點，我根本從來不了解一般人的想法，我從來不了解家人和朋友的想法，更別提是網路上的陌生人，或者從沒見過面的社會病態者。我沒辦法把自我測試的結果推己及人，因為別人想得和我不一樣，我只能從過去的經驗推論一般人的可能反應，預測怎樣才有沒有效應。因此寫這本書是我做過最冒險的事。

我在部落格上故意隱藏自己的身份，我的網頁資料都放在谷歌，網域匿名，性別描述中性，盡量用英式英文。我發現其他社會病態也跟我一樣，有些來自美國的人，假裝他們是其他國籍或文化，可能跟我一樣先天就喜歡躲藏起來隱瞞身份。除此之外還不夠，想要在網路上隱藏個人身份，除了捏造事實，還必須不斷給別人錯誤訊息。

長久以來，至少不是在我的默許之下，只有一位讀者接近指認我的身份，從那次經驗以後，我特別小心避免留下蛛絲馬跡。我變得非常留心別人知不知道我，尤其是個人資訊，絕不會在網路上公開，所以本書的作者名統統都是假的。

我決定要寫這本書的時候，考慮過這對我的公開生活會有什麼影響，畢竟在開部落格以前，我的生活中，沒人知道我是一個被「認證」的社會病態者，不過我並不在乎這個標籤。在我接受自己是社會病態者以後，我開了部落格，告訴家人和幾個好友，從此以後，每年平均我會告訴一、兩個人這件事，因為我需要一個特殊經驗上的建議，寫作的建議，搜尋引擎最佳化，法律上的建議等等。我一直在等待時機向大家宣布我所做的驚天動地大事，像是我打敗職場惡霸，或引誘某人以後把對方毀滅。我的剝削成果無人可以傾訴，這樣是很孤單的。大約書出版的一年前，母親決定把這件事告訴娘家的人，我想她覺得有我很驕傲，能把部落格經營得有聲有色，同時反省自己的人生，轉化為正面力量。對愛你的人、想要用盡一切方法保護你的人，隱瞞一切，和不想被世界所發現，兩者是截然不同的。

當時我決定，如果要寫這本書，我就等於被裝進了玻璃櫃，沒辦法再像以前一樣保持匿名，否則內容就無法合理。我必須要讓人們信服我的故事，否則無法有效教育大眾，維護社會病態族群。不過我的生活和工作也是分開的。如果學校發現我寫的書，會不會解僱我？解僱我的理由不是因為我是壞老師或虐待學生，而是因為我的病？如果我被判入獄，也可能因為有心理病史而無法得到假釋。根據入獄原因和管轄區，可能會將我終身監禁。這很嚴重。雖然我兩年內並沒有準備要當重刑犯，但我的衝動層級之高，隨時發生也不意外。若是發生，我的親朋好友、老闆、未來對象，還能純粹就我的所作所為下判斷，而非根據我的社會病態傾向來判斷我嗎？他們會不會很害怕，原來我根本不像外表看起來那麼自制？

我家裡還有其他小孩，有一天或許我也會有自己的小孩，他們也會受到我的波及，我個人的屈辱可能因此影響到無辜的人。

我不在乎個人榮辱，但不希望因此出名，即使要我出面，我也在所不惜；我知道這樣做對社會有益，也可以具體傳達我的訊息。這本書是真人真事。我有名有姓，就算真名被人肉搜索也沒關係。秘密總是令人著迷，因此最好就是沒有秘密。如果你想知道我的真名，不妨到部落格來信，唯一的要求就是不可以公開我的資料，你自己知道就好，如果別人想知道，請他們自己直接去問我。

我希望這樣做能讓大家各取所需，你想知道什麼，我都會盡量滿足你，我不希望家人受到外界的異樣眼光，懷疑他們也有怪物基因。在這個網路時代，玻璃櫃有一天會不會被打破？我很懷疑秘密能夠保存多久。當然這對我來說很冒險，但我一向對冒險有高容忍度。我相信我會成功，下次學術報告就可以這本書為主題。

社會病態者都想要隱藏個人資料，我也一樣，但是隱藏是一時的。我的人生目標不是低分過關，而是要讓大家都認識我，我想要活在鎂光燈下，不過現在還不是安全時機，沒有人喜歡社會病態者，還有很多書和網站教導大家怎樣測試社會病態，遠離社會病態，不要跟我們說話，小心和我們相處，免得被我們誘捕。我想要讓那些和我一樣的人知道，你並不孤單，我也要讓大家知道，我也是人，只是和一般人不一樣。等到我使世界變安全的那一天，我就會脫掉面具。

Note

Note

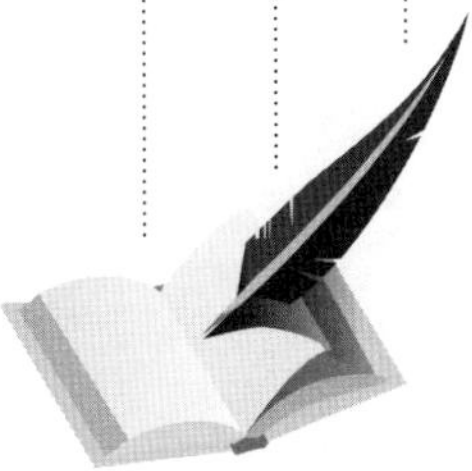

Note

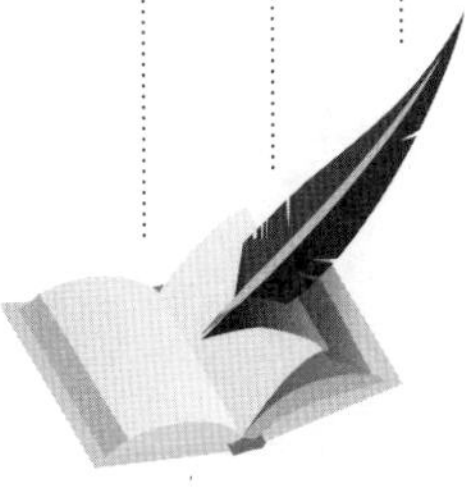

Note

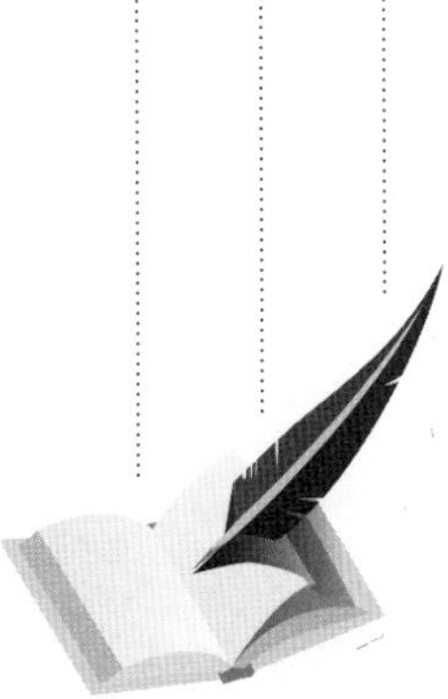

國家圖書館出版品預行編目（CIP）資料

反社會人格者的告白：善於操控人心、剝削弱點的天才 / M.E 湯瑪士作；筆鹿工作室譯. -- 初版. -- 新北市：智富, 2015.08

面；　公分. --(Story；11)

譯自：Confessions of a sociopath : a life spent hiding in plain sight

ISBN 978-986-6151-86-6(平裝)

1.反社會人格　2.精神病學

415.95　　104010086

Story 11

反社會人格者的告白：善於操控人心、剝削弱點的天才

作　　者／M.E.湯瑪士
譯　　者／筆鹿工作室
主　　編／陳文君
責任編輯／張瑋之
出 版 者／智富出版有限公司
發 行 人／簡玉珊
地　　址／（231）新北市新店區民生路 19 號 5 樓
電　　話／（02）2218-3277
傳　　真／（02）2218-3239（訂書專線）
（02）2218-7539
劃撥帳號／19816716
戶　　名／智富出版有限公司　單次郵購總金額未滿 500 元（含），請加 80 元掛號費
世茂網站／www.coolbooks.com.tw
排版製版／辰皓國際出版製作有限公司
印　　刷／世和彩色印刷股份有限公司
初版一刷／2015 年 8 月
七刷／2022 年 6 月

ISBN／978-986-6151-86-6
定　　價／350 元

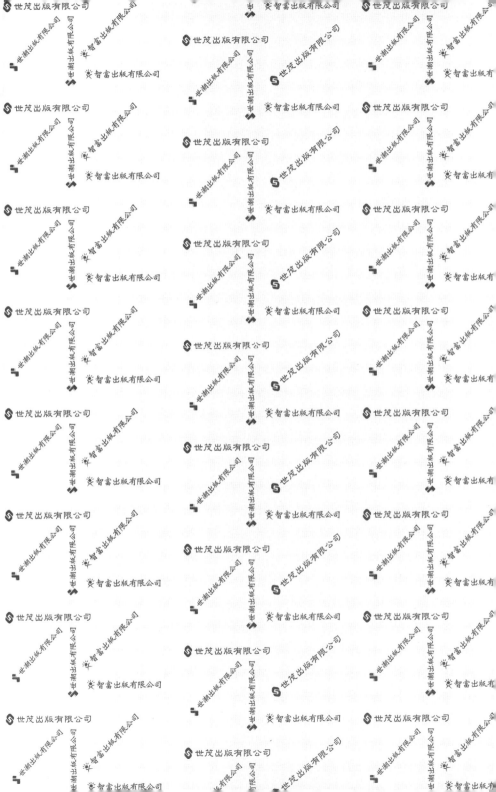

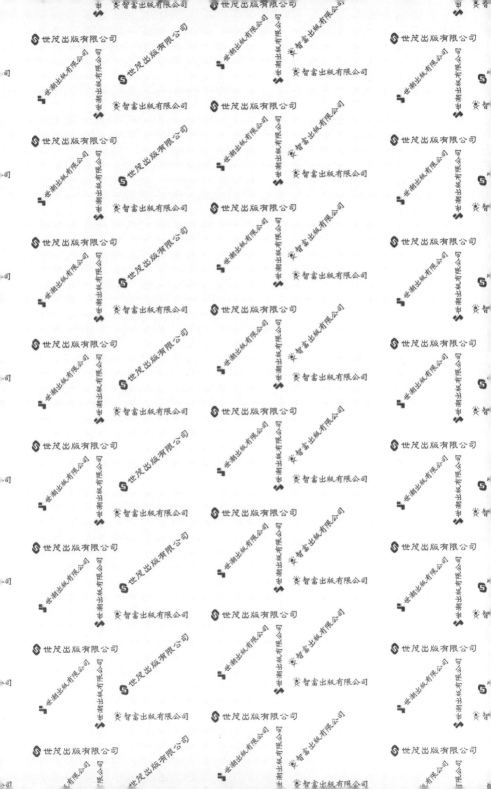